DIETA SUPER METABOLISMO 2025

110 Novas Receitas Descubra o Segredo Para uma vida ativa e Vibrante e alcance suas Metas de Peso com a nova Fronteira da Saúde

KLARLOCK

ISENÇÃO DE RESPONSABILIDADE

Este livro tem como objetivo fornecer material útil e informativo sobre os temas abordados na publicação. Ele é vendido com o entendimento de que o autor e o editor não estão envolvidos na prestação de quaisquer serviços médicos, de saúde ou outros serviços profissionais pessoais no livro. O leitor deve consultar seu médico, profissional de saúde ou outro profissional competente antes de adotar qualquer sugestão deste livro ou tirar qualquer conclusão. O autor e o editor isentam-se expressamente de qualquer responsabilidade, perda ou risco, pessoal ou não, decorrente, direta ou indiretamente, do uso e aplicação de qualquer conteúdo deste livro.

OBSERVAÇÃO

Todas as receitas deste livro foram elaboradas para quatro pessoas. Para esta quantidade devem ser considerados os ingredientes indicados nas receitas. Caso seja necessário alterar a porção, recomenda-se ajustar proporcionalmente as doses dos ingredientes. Recomenda-se também seguir atentamente as instruções de preparo e cozimento para obter o melhor resultado. No contexto deste livro, quando nos referimos a "uma xícara" como unidade de medida de ingredientes, queremos dizer usar uma xícara de cozinha padrão com capacidade de aproximadamente 2 mililitros. É essencial usar um copo medidor para obter as quantidades certas de ingredientes. Se não tiver copo medidor, pode usar um copo medidor graduado, certificando-se de que corresponde corretamente às proporções indicadas. Aqui estão alguns exemplos 1 Xícara de farinha 100 gr. 1 xícara de arroz 200 gr. 1 Xícara de Quinoa 200 gr

RECEITAS SEGUNDO PRATOS

RECEITAS LATERAL

INTRODUÇÃO À DIETA DO SUPER METABOLISMO

Bem-vindo à Dieta do Super Metabolismo, uma abordagem inovadora e cientificamente apoiada para otimizar a sua saúde metabólica e atingir o peso ideal de forma saudável e sustentável. Numa era em que a obesidade e as doenças relacionadas com a má nutrição estão cada vez mais generalizadas, é essencial adotar estratégias eficazes para melhorar o nosso metabolismo e promover o bem-estar geral. Mas o que é exatamente o metabolismo e por que é tão importante? O metabolismo representa o conjunto de processos bioquímicos que ocorrem dentro do nosso corpo para transformar os alimentos que ingerimos em energia. É responsável por regular o peso corporal, controlar o açúcar no sangue e afetar a nossa capacidade de queimar calorias ao longo do dia.

Um metabolismo eficiente é essencial para manter um peso saudável e prevenir muitas doenças crónicas. No entanto, o metabolismo não é uma característica estática do nosso corpo; pode ser influenciado por vários fatores, incluindo dieta, estilo de vida, atividade física, estresse e qualidade do sono. A Dieta do Super Metabolismo visa otimizar todos esses elementos para maximizar a eficiência do seu metabolismo e promover uma saúde ideal. Este livro irá guiá-lo através dos princípios fundamentais da Dieta do Super Metabolismo, dando-lhe uma visão abrangente das estratégias dietéticas, de estilo de vida e de exercícios destinadas a aumentar o seu metabolismo e alcançar seus objetivos de saúde e condicionamento físico. Exploraremos a ciência por trás do metabolismo, identificaremos alimentos que estimulam a queima de calorias e discutiremos as melhores práticas para planejamento de refeições e preparação de receitas nutritivas e deliciosas. Além disso, examinaremos a importância do exercício regular, do controle do estresse e do sono de qualidade para manter um metabolismo ideal e promover o bem-estar geral. Independentemente do seu estado de saúde atual ou objetivo de condicionamento físico, a Dieta Super Metabolismo pode ser adaptada ao seu indivíduo. necessidades, permitindo que você siga um caminho personalizado para o sucesso. Você está pronto para iniciar sua jornada para um metabolismo acelerado e uma vida mais saudável e energética? Então prepare-se para transformar seu corpo e sua saúde com a Dieta do Super Metabolismo.

O QUE É A DIETA DO SUPER METABOLISMO

A Dieta do Super Metabolismo é uma abordagem dietética desenvolvida para otimizar o metabolismo e promover a perda de peso de forma saudável e sustentável. Baseia-se na ideia de que o metabolismo pode ser acelerado através de escolhas alimentares específicas, combinações de alimentos e regimes alimentares bem estruturados. As principais características da Dieta do Super Metabolismo incluem: 1. Alimentos Super Metabólicos: A dieta se concentra na incorporação de alimentos que são conhecidos por ajudar no metabolismo e na queima de calorias, como frutas e vegetais ricos em fibras, proteínas magras, grãos integrais e gorduras saudáveis. 2. Planejamento alimentar: A dieta inclui um plano alimentar que distribui a ingestão de calorias de forma equilibrada ao longo do dia, com refeições e lanches regulares para manter o metabolismo ativo.

3. Rotação de Macronutrientes: Um elemento-chave da Dieta do Super Metabolismo é a rotação de macronutrientes, que envolve a variação de carboidratos, proteínas e gorduras em diferentes refeições e dias da semana para estimular o metabolismo e prevenir a adaptação metabólica. **4. Exclusão de alimentos processados e açucarados:** A dieta incentiva a evitar alimentos altamente processados, ricos em açúcares adicionados e gorduras saturadas, concentrando-se em vez disso em alimentos integrais e nutritivos. **5. Hidratação Adequada:** Outro componente importante da Dieta do Super Metabolismo é promover a hidratação adequada, incentivando o consumo de água e bebidas sem açúcar para manter o corpo hidratado e apoiar o metabolismo.

6. Exercício Físico: Além da nutrição, a dieta também sugere a integração de um regime regular de atividade física para otimizar o metabolismo e promover a perda de peso. A Dieta do Super Metabolismo visa melhorar a saúde metabólica geral, reduzindo a inflamação, estabilizando os níveis de açúcar no sangue e aumentando a energia. É importante ressaltar que a dieta não promove restrições extremas ou comportamentos alimentares pouco saudáveis, mas enfatiza a importância de fazer escolhas alimentares conscientes e sustentáveis a longo prazo.

BENEFÍCIOS DA DIETA

A Dieta do Super Metabolismo oferece uma série de benefícios à saúde e ao bem-estar, incluindo: 1. Aumento do Metabolismo: Um dos principais benefícios da dieta é o aumento do metabolismo. Promove maior eficiência metabólica, estimulando a combustão calórica e facilitando a perda de peso. 2. Perda de peso: A dieta Super Metabolismo foi desenvolvida para promover a perda de peso de forma saudável e sustentável. Ao focar em alimentos nutritivos e estratégias de planejamento de refeições, ajuda a reduzir o excesso de gordura corporal e a melhorar a composição corporal. 3. Estabilizar os níveis de açúcar no sangue: Ao reduzir o consumo de açúcares adicionados e alimentos altamente processados, a dieta ajuda a estabilizar os níveis de açúcar no sangue, evitando picos e quedas repentinas que podem levar à fome excessiva e a desejos não saudáveis.

4. Aumento de energia: Ao combinar alimentos nutritivos e manter níveis estáveis de açúcar no sangue, a Dieta do Super Metabolismo pode aumentar os níveis de energia e melhorar a resistência física e mental ao longo do dia. 5. Melhor controle do apetite: Ao consumir refeições regulares e lanches ricos em fibras, proteínas e gorduras saudáveis, a dieta pode ajudar a controlar o apetite e reduzir os desejos excessivos, promovendo maior sensação de saciedade. 6. Promoção da Saúde Cardiovascular: A redução da inflamação e estabilização dos níveis de açúcar no sangue associada à Dieta do Super Metabolismo pode ajudar a melhorar a saúde cardiovascular, reduzindo o risco de doenças cardíacas e derrames.

7. Melhoria da qualidade do sono: Adotar uma alimentação equilibrada e saudável também pode influenciar positivamente na qualidade do sono. Ao reduzir o consumo de alimentos ricos em açúcar e cafeína e estimular a hidratação adequada, a dieta pode promover uma noite de sono mais tranquila e rejuvenescedora. 8. Promoção da Saúde Geral: Por fim, a Dieta do Super Metabolismo promove a saúde geral e o bem-estar através da adoção de hábitos alimentares e de um estilo de vida saudável. Promove uma nutrição ideal, movimentos regulares e gestão do stress, ajudando a manter o corpo e a mente saudáveis a longo prazo. Em resumo, a Dieta do Super Metabolismo oferece uma série de benefícios tangíveis para quem procura melhorar a sua saúde metabólica, perder peso de forma saudável e sustentável e promover o bem-estar geral.

ENTENDENDO O METABOLISMO

O metabolismo é um dos processos mais fundamentais do nosso corpo, responsável por converter os alimentos que ingerimos em energia que pode ser utilizada para realizar as nossas atividades diárias. Este complexo sistema bioquímico envolve uma série de reações químicas que ocorrem dentro das nossas células e que influenciam a forma como o nosso corpo utiliza e conserva a energia. Existem dois componentes principais do metabolismo: 1.Catabolismo: Este processo envolve a quebra de moléculas complexas de alimentos em moléculas mais simples, liberando energia no processo. Por exemplo, durante a digestão, as proteínas são decompostas em aminoácidos, os carboidratos em açúcares e as gorduras em ácidos graxos e glicerol.

2. Anabolismo: Este processo envolve a síntese de moléculas complexas a partir de moléculas mais simples, necessitando de energia. Por exemplo, durante o crescimento e reparação dos tecidos, as células utilizam moléculas de nutrientes para criar novas proteínas, carboidratos e gorduras. A taxa metabólica basal representa a quantidade de energia necessária para manter as funções vitais do corpo em estado de repouso, como respiração, circulação sanguínea e temperatura corporal. Esse gasto constante de energia representa a maior parte das calorias queimadas ao longo do dia. No entanto, o metabolismo não é um processo estático e pode variar de pessoa para pessoa com base numa série de factores, incluindo: Idade: O metabolismo tende a abrandar com a idade, em parte devido à perda de massa muscular e outras alterações fisiológicas. Composição Corporal: O músculo queima mais calorias do que a gordura, por isso pessoas com maior massa muscular tendem a ter metabolismo mais rápido.

Genética: As predisposições genéticas podem afetar o metabolismo e a capacidade do corpo de queimar calorias. Nível de atividade física: O exercício regular pode aumentar o seu metabolismo e melhorar a eficiência do seu corpo no uso de energia. Dieta: Alguns alimentos e nutrientes podem afetar o seu metabolismo, por exemplo, as proteínas requerem mais energia para serem digeridas do que carboidratos e gorduras. Compreender o seu metabolismo é fundamental para adotar estratégias eficazes de controle de peso e promover a saúde geral. Nas próximas seções, exploraremos como a Dieta do Supermetabolismo pode otimizar o funcionamento do nosso metabolismo, permitindo-nos atingir nossos objetivos de saúde e condicionamento físico de forma saudável e sustentável.

AS REGRAS DA DIETA DO SUPERMETABOLISMO: O QUE FAZER E O QUE NÃO FAZER

A dieta do Supermetabolismo é um programa alimentar que envolve acelerar o metabolismo e queimar gordura por meio de um plano alimentar e programa de exercícios específicos.

Aqui estão as principais regras da dieta:

O que fazer:

Faça 5 refeições por dia: A dieta envolve dividir a ingestão calórica diária em 5 pequenas refeições, para manter o metabolismo ativo e reduzir a fome. Consuma proteína em todas as refeições: A proteína é essencial para construir e manter a massa muscular, o que por sua vez ajuda a queimar mais calorias.

Escolha alimentos integrais: Dê prioridade às frutas, vegetais, grãos integrais e leguminosas, que são ricos em nutrientes e fibras.

Limite as gorduras saturadas e as gorduras trans: essas gorduras são encontradas principalmente na carne vermelha, laticínios integrais e alimentos processados. Evite açúcares adicionados: Os açúcares adicionados são encontrados em muitos alimentos processados, bebidas açucaradas e doces. Beba muita água: Beber água ajuda você a se manter hidratado e a se sentir saciado. Pratique exercícios regularmente: O exercício é importante para queimar calorias e aumentar a massa muscular. A dieta sugere fazer pelo menos 30 minutos de atividade física moderada na maioria dos dias da semana.

O que não fazer:

Pular refeições: Pular refeições pode desacelerar o metabolismo e levar ao

aumento da fome e da compulsão alimentar.
Comer alimentos processados: Os alimentos
processados costumam ser ricos em calorias,
gordura saturada, sódio e açúcares
adicionados e pobres em nutrientes. Beber
álcool: O álcool é calórico e pode desidratar
você.

Não dormir o suficiente: A falta de sono pode
retardar o metabolismo e aumentar o
apetite. É importante ressaltar que a dieta do
Supermetabolismo não é adequada para
todos. Antes de iniciar qualquer novo plano
alimentar, é importante consultar um médico
ou nutricionista para garantir que é seguro e
eficaz para as suas necessidades individuais.
Além disso, é importante lembrar que a
perda de peso deve ser um processo gradual
e sustentável. A dieta do Supermetabolismo
promete rápida perda de peso, mas é
importante ser realista e focar em mudanças
de estilo de vida saudáveis e de longo prazo.

A CIÊNCIA POR TRÁS DO METABOLISMO MELHORADO

O metabolismo é um dos processos mais complexos e cruciais do nosso corpo, influenciando diretamente a nossa capacidade de queimar calorias, manter um peso saudável e promover a saúde geral. A ciência por trás do metabolismo melhorado baseia-se numa série de princípios fisiológicos e bioquímicos que orientam a forma como o nosso corpo processa e utiliza a energia dos alimentos que comemos. Aqui estão alguns conceitos-chave subjacentes à ciência do metabolismo aprimorado: 1. Termogênese: Este termo refere-se à produção de calor no corpo como resultado da digestão e do metabolismo dos alimentos. Alguns alimentos, como as proteínas, requerem mais energia para serem digeridos e metabolizados do que carboidratos e gorduras, contribuindo assim para um aumento temporário do metabolismo.

2. Efeito Térmico dos Alimentos (TEF): TEF representa a quantidade de energia necessária para digerir, absorver e metabolizar os nutrientes presentes nos alimentos que ingerimos. As proteínas têm o maior TEF, seguidas por carboidratos e gorduras. Incorporar uma quantidade adequada de proteína em sua dieta pode, portanto, aumentar seu metabolismo por meio do TEF. **3. Metabolismo Basal:** Representa a quantidade de energia necessária para apoiar as funções vitais do corpo em estado de repouso. Fatores como massa muscular, idade e sexo influenciam a taxa metabólica basal de uma pessoa. O aumento da massa muscular e a manutenção de um estilo de vida ativo podem contribuir para uma taxa metabólica basal mais elevada. **4. Atividade Física:** O exercício regular não apenas queima calorias durante a atividade em si, mas também pode aumentar o metabolismo em repouso. O treinamento com pesos, por exemplo, pode aumentar a massa muscular e acelerar o metabolismo a longo prazo.

5. Regulação hormonal: Hormônios como insulina, cortisol, glucagon e catecolaminas desempenham papel fundamental na regulação do metabolismo, da fome e da saciedade. Um equilíbrio hormonal ideal pode promover um metabolismo saudável e eficiente. A Dieta do Supermetabolismo baseia-se nesta base científica para projetar uma abordagem nutricional que estimula o metabolismo, promove a perda de peso e promove a saúde geral. Ao incorporar alimentos ricos em proteínas, um planeamento alimentar equilibrado, exercício regular e gestão do stress, podemos otimizar o funcionamento do nosso metabolismo e atingir os nossos objetivos de bem-estar. Nas seções seguintes, exploraremos estratégias práticas para implementar esses princípios na vida cotidiana, transformando nosso metabolismo e melhorando nossa saúde geral.

AVALIE SUA SAÚDE METABÓLICA ATUAL

Antes de fazer qualquer mudança significativa na dieta ou no estilo de vida, é importante avaliar sua saúde metabólica atual para entender melhor sua situação e quais áreas podem exigir intervenção. Aqui estão algumas maneiras de avaliar sua saúde metabólica atual: 1. Exames de sangue: Os exames de sangue podem fornecer informações valiosas sobre sua saúde metabólica. Alguns testes comuns incluem glicemia em jejum para avaliar o controle da glicose, perfil lipídico para medir os níveis de colesterol e triglicerídeos e hemoglobina glicada (A1C) para avaliar o controle da glicose a longo prazo. 2. Medição da pressão arterial: A pressão arterial elevada é um fator de risco para muitas doenças crônicas, incluindo doenças cardíacas e diabetes.

Medir sua pressão arterial regularmente pode ajudá-lo a monitorar sua saúde metabólica geral. 3. Medição da circunferência da cintura e do IMC: A circunferência da cintura e o IMC (Índice de Massa Corporal) são indicadores comuns de obesidade e sobrepeso, que podem afetar negativamente a saúde metabólica. Medir a circunferência da cintura e calcular o IMC pode fornecer uma estimativa geral da sua saúde metabólica. 4. Avaliação do estilo de vida: Examine cuidadosamente seu estilo de vida atual, incluindo padrões alimentares, níveis de atividade física, hábitos de sono e níveis de estresse. Identifique quaisquer áreas onde você poderia fazer melhorias para otimizar sua saúde metabólica. 5. Consulta Médica: Se tiver dúvidas sobre a sua saúde metabólica ou estiver a considerar uma mudança significativa na sua dieta ou estilo de vida, é aconselhável consultar o seu médico ou profissional de saúde.

Eles podem ajudá-lo a avaliar seus riscos individuais, fornecer aconselhamento personalizado e orientá-lo no planejamento de um caminho para uma melhor saúde metabólica. Depois de avaliar sua saúde metabólica atual, você será capaz de identificar os aspectos que precisam de atenção e desenvolver um plano de ação direcionado para melhorar sua saúde geral e otimizar seu metabolismo. Nas próximas seções, exploraremos estratégias práticas e dicas para implementar mudanças positivas em sua dieta e estilo de vida para atingir seus objetivos de saúde e bem-estar a longo prazo.

SUPER ALIMENTOS PARA ESTIMULAR O METABOLISMO

Um componente chave da Dieta do Super Metabolismo é a incorporação de superalimentos que ajudam a acelerar o seu metabolismo e a atingir seus objetivos de saúde e condicionamento físico. Esses alimentos são ricos em nutrientes essenciais, antioxidantes e substâncias bioativas que podem apoiar o metabolismo e melhorar a saúde geral. Aqui estão alguns superalimentos para incluir em sua dieta: 1. Proteína magra: Proteínas magras, como frango, peru, peixe, ovos e laticínios com baixo teor de gordura, requerem mais energia para serem digeridas e metabolizadas do que carboidratos e gorduras. Consumir uma quantidade adequada de proteína pode ajudar a manter a massa muscular, acelerar o metabolismo e promover sensação de saciedade.

2. Folhas verdes escuras: Verduras como espinafre, couve, acelga e rúcula são ricas em fibras, vitaminas, minerais e antioxidantes que apoiam a saúde metabólica e geral. As folhas verdes escuras também têm relativamente poucas calorias, o que as torna uma ótima opção para manter um peso corporal saudável. 3. Bagas: Morangos, mirtilos, framboesas e outras frutas vermelhas são ricas em antioxidantes, incluindo polifenóis e antocianinas, que podem ajudar a combater a inflamação e apoiar a saúde metabólica. Além disso, são relativamente baixos em açúcar e calorias, o que os torna um lanche saudável e nutritivo. 4. Pimentas e especiarias: Pimentas e outras especiarias, como pimenta preta, gengibre, açafrão e canela, contêm compostos bioativos que podem aumentar temporariamente o metabolismo e ajudar na queima de gordura. Adicione uma pitada de especiarias às suas refeições para impulsionar o seu metabolismo.

5. Leguminosas: Leguminosas como feijão, lentilha e grão de bico são ricas em fibras, proteínas e carboidratos complexos que promovem saciedade e regulam os níveis de açúcar no sangue. Consumir legumes regularmente pode ajudar a manter o seu nível de energia estável e apoiar o seu metabolismo. 6. Chá Verde: O chá verde é rico em catequinas, antioxidantes que podem ajudar a acelerar o metabolismo e promover a queima de gordura. Substitua as bebidas açucaradas por uma xícara de chá verde para aproveitar seus bencfícios metabólicos. Incluir uma variedade desses superalimentos em sua dieta diária pode fornecer ao corpo os nutrientes necessários para manter um metabolismo saudável e otimizar sua saúde geral. Tente equilibrar as suas refeições e lanches com uma combinação de proteínas, hidratos de carbono complexos, gorduras saudáveis e uma variedade de frutas e vegetais para maximizar os benefícios para o seu metabolismo e bem-estar geral.

ESTRATÉGIAS DE PLANEJAMENTO DE REFEIÇÕES PARA UM SUPER METABOLISMO

O planejamento das refeições é um elemento-chave da Dieta do Super Metabolismo, permitindo que você forneça ao seu corpo os nutrientes necessários para apoiar um metabolismo saudável e otimizar sua saúde geral. Aqui estão algumas estratégias práticas para planear refeições equilibradas que promovam um super metabolismo: 1. Inclua proteínas em todas as refeições: A proteína é essencial para apoiar a massa muscular e acelerar o metabolismo. Certifique-se de incluir fontes de proteína magra, como frango, peixe, tofu, legumes e laticínios com baixo teor de gordura em todas as refeições. 2. Priorize carboidratos complexos: Escolha carboidratos complexos como quinoa, arroz integral, batata doce e grãos integrais em vez de carboidratos refinados.

3. Inclua gorduras saudáveis: As gorduras saudáveis, como as encontradas em abacates, nozes, sementes, azeite e peixes gordurosos, são essenciais para a saúde metabólica e o bem-estar geral. Adicione uma fonte de gorduras saudáveis a cada refeição para promover a saciedade e apoiar as funções vitais do corpo. 4. Coma lanches nutritivos: Lanches nutritivos podem ajudar a manter o metabolismo ativo e prevenir a fome excessiva entre as refeições. Opte por lanches ricos em proteínas e fibras, como iogurte grego com fruta fresca, vegetais crus com hummus ou um punhado de nozes e sementes. 5. Equilibre suas porções: Preste atenção ao tamanho das porções para evitar excesso de calorias. Use pratos menores, meça porções e ouça os sinais de saciedade do seu corpo para evitar comer demais. 6. Planeje com antecedência: gaste tempo planejando refeições e preparando os alimentos com antecedência.

Crie um menu semanal, compre os ingredientes necessários e prepare as refeições da semana. Isso o ajudará a reduzir o estresse e a tomar decisões alimentares mais saudáveis durante a semana. 7. Beba muita água: Manter o corpo hidratado é essencial para manter um metabolismo saudável. Beba bastante água durante o dia e limite o consumo de bebidas açucaradas e calóricas. 8. Flexibilidade e variedade: Mantenha a flexibilidade na sua dieta e experimente uma variedade de alimentos nutritivos. Não tenha medo de experimentar novas receitas e alimentos saudáveis que você goste. Seguindo essas estratégias de planejamento de refeições, você pode criar uma dieta balanceada e sustentável que apoia um supermetabolismo e promove sua saúde geral a longo prazo. Lembre-se de que equilíbrio e consistência são fundamentais para alcançar resultados duradouros e manter o bem-estar ideal.

INTEGRANDO O EXERCÍCIO AO SEU ESTILO DE VIDA LIGADO AO SUPER METABOLISMO

Integrar exercícios ao seu estilo de vida supermetabólico é essencial para otimizar seu metabolismo, melhorar seu condicionamento físico e promover o bem-estar geral. Aqui estão algumas maneiras de incorporar a atividade física em sua rotina diária: 1. Escolha atividades que você goste: Encontre atividades físicas que você goste e pelas quais seja apaixonado. Você pode optar por caminhadas ao ar livre, corrida, natação, ioga, levantamento de peso, dança ou esportes coletivos. Ao escolher atividades que você gosta, você terá mais chances de praticá-las regularmente. 2. Faça dos exercícios uma prioridade: programe os exercícios como parte integrante do seu dia. Encontre um horário que seja melhor para você, seja de manhã cedo, durante o horário de almoço ou à noite.

Marque os treinos no seu calendário e trate-
os como compromissos inegociáveis. 3. Seja
consistente: A consistência é a chave para
alcançar resultados duradouros. Tente fazer
exercícios pelo menos cinco dias por semana,
mesmo que sejam apenas sessões curtas de
treinamento. Mesmo pequenos aumentos na
atividade física podem fazer a diferença a
longo prazo. 4. Varie sua rotina: alterne
entre diferentes formas de exercício para
evitar o tédio e evitar lesões por uso
excessivo. Mantenha sua rotina de exercícios
variada e interessante, incluindo uma
combinação de exercícios cardiovasculares,
de resistência, de flexibilidade e de
equilíbrio. 5. Movimente-se mais durante o
dia: Tente ser mais ativo ao longo do dia,
mesmo fora das sessões de treino
programadas. Estacione mais longe, use as
escadas em vez do elevador, faça pausas
ativas durante o trabalho e tente
movimentar-se o máximo possível.

6. Encontre um parceiro de treino: Encontrar um amigo, familiar ou colega para treinar pode ser motivador e divertido. Praticar exercícios com um parceiro pode ajudá-lo a se manter responsável e a manter sua motivação elevada. 7. Ouça o seu corpo: respeite os sinais do seu corpo e não ultrapasse os seus limites. Se sentir dor ou desconforto durante o exercício, pare e consulte um profissional de saúde. 8. Comemore seus sucessos: Reconheça seu progresso e comemore seus sucessos, mesmo os pequenos. Mantenha um diário de treinamento para acompanhar suas melhorias ao longo do tempo e use-o como fonte de motivação. Ao integrar o exercício na sua vida diária, você pode maximizar os benefícios do supermetabolismo e atingir seus objetivos de saúde e condicionamento físico de forma eficaz e sustentável.

TÉCNICAS DE GERENCIAMENTO DE ESTRESSE PARA OTIMIZAR O METABOLISMO

Gerenciar o estresse é crucial para otimizar seu metabolismo e melhorar o bem-estar geral. O estresse crônico pode afetar negativamente o metabolismo, aumentando os níveis de cortisol e interferindo na regulação hormonal. Aqui estão algumas técnicas de gerenciamento de estresse que podem ajudá-lo a manter um super metabolismo: 1. Meditação e Mindfulness: Meditação e atenção plena são práticas que podem ajudá-lo a reduzir o estresse, acalmar a mente e promover o relaxamento. Dedique alguns minutos por dia à meditação, concentrando-se na respiração e nas sensações presentes no momento presente. 2. Exercício Físico: A atividade física regular é um poderoso antídoto para o estresse. Encontre uma atividade física que você goste e que lhe permita liberar a tensão acumulada. 3. Ioga: Ioga combina movimento físico, respiração consciente e meditação, oferecendo uma forma completa de controle do estresse. As práticas de ioga podem ajudá-lo a relaxar o corpo e a mente, melhorar a flexibilidade e reduzir a ansiedade. 4. Respiração Profunda: A respiração profunda pode ativar o sistema nervoso parassimpático, induzindo uma resposta de relaxamento no corpo. Dedique alguns minutos por dia a práticas de respiração profunda, inspirando e expirando lentamente pelo nariz. 5. Atividades Recreativas: Dedique tempo a atividades que lhe tragam alegria e permitam que você se desconecte da rotina diária. Cultive hobbies como ler, pintar, música ou jardinagem para reduzir o estresse e renovar seu espírito. 6. Passar tempo ao ar livre: Passar algum tempo ao ar livre, rodeado pela natureza, pode ter efeitos calmantes na mente e no corpo. Faça caminhadas pela natureza, pratique ioga ao ar livre ou passe algum tempo, tempo no jardim para se regenerar e reduzir o estresse. 7. Autocuidado: Cuide do corpo e da mente por meio de práticas de autocuidado. Tome banhos relaxantes com óleos essenciais, ouça músicas suaves, leia um livro que você adora ou mime-se com uma massagem para reduzir o estresse e rejuvenescer. 8. Limitar estímulos: Reduzir a exposição a fontes de estresse, como notícias negativas, situações de conflito ou uso excessivo de dispositivos eletrônicos. Estabeleça limites claros para o tempo gasto nas redes sociais e nas notícias e crie espaços tranquilos no seu dia. Ao integrar essas técnicas de controle do estresse em sua vida diária, você pode apoiar um metabolismo saudável e promover seu bem-estar geral. Lembre-se de que encontrar as estratégias que funcionam melhor para você requer experimentação e paciência.

SONO E SEU IMPACTO NA SAÚDE METABÓLICA

O sono desempenha um papel crítico na saúde metabólica e na manutenção de um peso corporal saudável. Veja como o sono afeta a saúde metabólica: 1. A leptina é um hormônio que suprime o apetite, enquanto a grelina estimula o apetite. A privação de sono pode levar à diminuição da leptina e ao aumento da grelina, levando ao aumento do apetite e a uma maior probabilidade de comer em excesso. 2. Controle de açúcar no sangue: O sono afeta a sensibilidade à insulina e a regulação do açúcar no sangue. A privação do sono pode levar à redução da sensibilidade à insulina, aumentando o risco de desenvolver resistência à insulina e diabetes tipo 2 3. Metabolismo lipídico: O sono também afeta o metabolismo dos lipídios no corpo. A privação do sono pode levar ao aumento dos níveis de lipídios no sangue, como colesterol e triglicerídeos, aumentando o risco de doenças cardiovasculares. 4. Inflamação: O sono afeta a resposta inflamatória do corpo. A privação do sono pode levar ao aumento da inflamação no corpo, que está associada a uma série de distúrbios metabólicos e condições crônicas. 5. Controle de peso: O sono afeta o controle do peso corporal. A privação do sono pode levar a um aumento da tendência para acumular gordura corporal, particularmente gordura visceral, que está associada a um risco aumentado de obesidade e doenças metabólicas. Para melhorar a saúde metabólica e promover um peso corporal saudável, é importante priorizar o sono e adotar bons hábitos de sono, incluindo: Busque a consistência: tente ir para a cama e acordar na mesma hora todos os dias, inclusive feriados e finais de semana. Crie uma rotina relaxante para dormir: Crie uma rotina relaxante para dormir, como ler um livro, fazer ioga ou tomar um banho quente.

Limite os estímulos antes de dormir: Reduza a exposição a aparelhos eletrônicos como smartphones, computadores e televisão antes de dormir, pois a luz azul emitida por esses aparelhos pode interferir no sono. Crie um ambiente de sono confortável: Certifique-se de que seu ambiente de sono seja confortável e relaxante, com um bom colchão, lençóis limpos e uma temperatura amena. Limite a ingestão de cafeína e álcool: Evite consumir cafeína e álcool horas antes de dormir, pois podem interferir na qualidade do seu sono. Mantenha-se ativo durante o dia: Pratique atividade física regular durante o dia, mas evite praticar exercícios muito perto da hora de dormir, pois isso pode interferir no sono. Priorizar o sono e adotar hábitos de sono saudáveis é essencial para otimizar a saúde metabólica, manter um peso corporal saudável e promover o bem-estar geral.

MONITORE SEU PROGRESSO E ADAPTE SUA ABORDAGEM

Acompanhar o seu progresso é fundamental para avaliar a eficácia da sua abordagem de supermetabolismo e fazer os ajustes necessários. Aqui estão algumas maneiras de monitorar seu progresso e adaptar sua abordagem: 1. Mantenha um diário alimentar: registre o que você come e bebe todos os dias, incluindo refeições principais, lanches, porções e calorias. Manter um diário alimentar o ajudará a identificar quaisquer padrões alimentares problemáticos e a estar atento às suas escolhas alimentares. 2. Meça seu desempenho físico: se você estiver seguindo um programa de exercícios, registre seu desempenho físico, como tempo, distância ou quantidade de peso levantado. Acompanhar seu desempenho o ajudará a avaliar seu progresso e ajustar a intensidade e a duração do treinamento conforme necessário.

3. Meça mudanças físicas: use ferramentas como balança, fita métrica ou aplicativo de medição para rastrear mudanças no peso corporal, circunferência da cintura, medidas corporais e porcentagens de gordura corporal. Tenha em mente que o peso corporal por si só pode não refletir totalmente o seu progresso, por isso é importante considerar também outras medidas. 4. Avalie seus níveis de energia e bem-estar: Preste atenção aos seus níveis de energia, humor e bem-estar geral. Se você se sentir cansado, estressado ou com falta de energia, pode ser necessário revisar sua dieta, nível de atividade física ou hábitos de sono. 5. Compare com suas metas: Periodicamente, compare seu progresso com as metas que você definiu inicialmente. Considere se você está progredindo em direção aos seus objetivos ou se precisa fazer alterações em seu plano para alcançá-los de forma mais eficaz.

6. Busque feedback externo: Fale com um profissional de saúde, como nutricionista, personal trainer ou médico, para obter feedback objetivo e avaliação do seu progresso. Eles podem oferecer conselhos e sugestões com base na sua situação individual. **7. Seja flexível e adaptável:** Lembre-se de que o caminho para atingir seus objetivos de supermetabolismo pode exigir adaptações e ajustes ao longo do caminho. Seja flexível em sua abordagem e aberto para experimentar novas estratégias ou fazer alterações em seu plano com base em suas necessidades e resultados. Monitorizar o seu progresso regularmente e adaptar a sua abordagem às suas necessidades irá ajudá-lo a maximizar os benefícios do Super Metabolismo e a atingir os seus objetivos de saúde e bem-estar a longo prazo.

SUPERANDO DESAFIOS E ARMADILHAS COMUNS

Superar desafios e armadilhas comuns é parte integrante do caminho para o supermetabolismo e o bem-estar geral. Aqui estão alguns desafios e estratégias comuns para lidar com eles com sucesso: 1. Tentações Alimentares: Pode ser difícil resistir às tentações alimentares, especialmente quando você está exposto a alimentos indulgentes ou situações sociais que envolvem comida. Para enfrentar esse desafio, planeje com antecedência e prepare lanches saudáveis e nutritivos para levar quando estiver fora de casa. Além disso, mantenha as porções sob controle e experimente técnicas de controle do estresse, como meditação ou respiração profunda, para reduzir a vontade de comer emocionalmente. 2. Estagnações na perda de peso: É normal passar por períodos de estagnação na perda de peso em sua jornada para o supermetabolismo.

Em vez de ficar desanimado, concentre sua atenção no progresso não relacionado ao peso, como melhorias no desempenho físico ou nas medidas corporais. Repense também sua dieta e regime de exercícios para identificar áreas onde você possa fazer melhorias. 3. Falta de motivação: A falta de motivação pode dificultar o seu compromisso com o supermetabolismo. Para se manter motivado, estabeleça metas realistas e significativas que o inspirem. Procure também o apoio de amigos, familiares ou de uma comunidade online que compartilhe seus objetivos e possa oferecer apoio e incentivo. 4. Estresse e estilo de vida agitado: O estresse e um estilo de vida agitado podem dificultar a dedicação de tempo à prática de exercícios e à preparação de refeições saudáveis. Organize seu tempo de forma eficaz e identifique prioridades em sua vida. Encontre maneiras de integrar a atividade física à sua rotina diária, como caminhar na hora do almoço ou fazer exercícios em casa.

Além disso, planeje as refeições com antecedência e prepare alimentos nutritivos para comer em qualquer lugar. 5. Frustração e Impaciência: Alcançar seus objetivos de supermetabolismo exige tempo e esforço. Evite a frustração e a impaciência concentrando-se nos pequenos progressos e nos sucessos diários. Comemore também seus sucessos, mesmo os menores, e lembre-se de que cada passo adiante o aproxima de seus objetivos. 6. Recaídas ocasionais: As recaídas ocasionais fazem parte da jornada e não devem desencorajá-lo. Aceite que erros acontecem e não deixe que uma recaída isolada prejudique seu progresso geral. Comece de onde parou e comprometa-se a fazer escolhas mais saudáveis no futuro. Enfrentar estes desafios com determinação, flexibilidade e paciência irá ajudá-lo a superar obstáculos e progredir em direção ao seu objetivo de supermetabolismo e bem-estar geral. Seja gentil consigo mesmo e tenha orgulho de seus esforços para adotar um estilo de vida mais saudável.

PERGUNTAS FREQUENTES E RESOLUÇÃO DE PROBLEMAS

Aqui estão algumas perguntas frequentes e questões de solução de problemas relacionadas à Dieta do Super Metabolismo: 1. Por que não estou perdendo peso apesar de seguir a Dieta do Super Metabolismo? Pode haver várias razões por trás desta situação. Você pode não estar com déficit calórico, pode estar comendo muitas calorias, pode não estar fazendo exercícios suficientes, pode não ser consistente em seguir sua dieta ou pode ter problemas de saúde que afetam seu metabolismo. Certifique-se de revisar sua dieta, verificar suas porções e ingestão total de calorias e avaliar sua atividade física. Se você tiver alguma dúvida sobre sua saúde, consulte um profissional médico. 2. Como posso acelerar meu metabolismo? Você pode acelerar o seu metabolismo através de exercícios regulares, especialmente musculação, que ajuda a construir e manter a massa muscular.

Certifique-se de descansar e dormir adequadamente e considere incorporar alimentos que estimulam o metabolismo em sua dieta, como proteínas magras, alimentos ricos em fibras e temperos como pimenta. 3. Quais são alguns alimentos que posso comer durante a Dieta do Super Metabolismo? Durante a Dieta do Super Metabolismo, você pode consumir uma variedade de alimentos saudáveis, incluindo proteínas magras como frango, peixe e tofu, carboidratos complexos como quinoa, arroz integral e batata doce, gorduras saudáveis como abacate, nozes e sementes, e um grande variedade de frutas e vegetais. 4. Quanto exercício devo fazer durante a Dieta do Super Metabolismo? O ideal é fazer pelo menos 150 minutos de atividade física moderada ou 75 minutos de atividade física vigorosa por semana, além de exercícios de resistência muscular pelo menos duas vezes por semana. No entanto, seu nível de atividade física depende de suas necessidades individuais e objetivos de saúde e condicionamento físico.

5. Posso fazer a dieta do supermetabolismo se tiver problemas de saúde? Antes de iniciar qualquer dieta ou programa de exercícios, é aconselhável consultar um profissional médico, principalmente se você tiver problemas de saúde pré-existentes ou estiver sob tratamento médico. Um médico pode avaliar sua situação e fornecer conselhos adequados com base em suas necessidades individuais. Responder a essas perguntas frequentes ajudará você a entender melhor a Dieta do Super Metabolismo e a superar quaisquer obstáculos que possa encontrar ao longo do caminho. Se você tiver mais dúvidas ou preocupações, não hesite em consultar um profissional de saúde.

CONCLUSÃO ABRAÇANDO SUA JORNADA AO SUPER METABOLISMO

Ao concluir sua jornada pelo supermetabolismo, é importante refletir sobre suas experiências, desafios enfrentados e sucessos ao longo do caminho. Abraçar a sua jornada de supermetabolismo significa reconhecer o valor do seu compromisso com uma vida mais saudável e consciente. Durante esta jornada, você aprendeu a importância de uma alimentação balanceada, rica em alimentos nutritivos que apoiam o metabolismo e o bem-estar geral. Você explorou novas estratégias para incorporar exercícios à sua rotina diária, melhorando seu condicionamento físico e vitalidade. Você já enfrentou desafios comuns, como tentações alimentares, estresse e falta de motivação, e você aprendeu a superá-los com determinação, flexibilidade e paciência. Você experimentou os benefícios do sono de qualidade e das práticas de controle do estresse, reconhecendo o papel crítico que desempenham na saúde metabólica. Agora, olhando para trás em sua jornada pelo supermetabolismo, você pode se sentir orgulhoso do progresso que fez e dos hábitos positivos que adquiriu ao longo do caminho. Lembre-se de que sua jornada rumo à saúde e ao bem-estar é um processo contínuo e que é importante manter o foco e o comprometimento no longo prazo. Continue a cultivar hábitos de vida saudáveis, explore novas oportunidades para melhorar sua saúde e comemore os sucessos, mesmo os pequenos.

Seja gentil consigo mesmo em momentos de desafio e lembre-se de que cada passo à frente o aproxima do seu objetivo de uma vida cheia de vitalidade e bem-estar. Que a sua jornada rumo ao supermetabolismo continue a inspirar e guiar você para uma vida cheia de energia, saúde e felicidade. E lembre-se sempre de ouvir o seu corpo, seguir o seu coração e aproveitar cada momento da sua jornada para uma versão melhor de si mesmo.

RECEITAS
DE APERITIVOS

SALADA DE QUINOA E LEGUMES GRELHADOS

Tempo de preparo: 15 minutos

3. Tempo de cozimento: 20 minutos

4. Doses para 4 pessoas

5. Ingredientes

Quinua: 200g

Legumes mistos (abobrinha,

pimentões, berinjelas): 500g

Azeite: 30g

Suco de limão: 20g

Sal e pimenta a gosto 6.

Preparação:

Cozinhe a quinoa conforme as instruções da embalagem. Corte os legumes em rodelas e grelhe-os numa frigideira quente até ficarem macios. Numa tigela grande, misture a quinoa cozida com os legumes grelhados. Tempere com azeite, sumo de limão, sal e pimenta a gosto .

BRUSCHETTAS INTEIRAS COM TOMATES FRESCOS E MANJERICÃO

Tempo de preparo: 10 minutos

Tempos de cozimento: 5 minutos

4. Doses para 4 pessoas

5. Ingredientes

Pão integral: 4

fatias de 50g cada

Tomates frescos: 400g

Manjericão fresco: 30g

Alho: 1 dente

Azeite virgem extra: 30g

Sal a gosto

Preparação:

Torre levemente as fatias de pão integral. Corte os tomates em cubos e pique o manjericão e o alho. Misture os tomates, o manjericão, o alho e o azeite numa tigela. Espalhe o molho sobre as fatias de pão torrado.

HUMMUS DE GRÃO DE BICO COM PALTOS DE VEGETAIS

Tempo de preparo: 15 minutos

Tempos de cozimento: 0 minutos

Doses para 4 pessoas

Ingredientes

Grão de bico cozido: 400g

Tahine (creme de gergelim): 60g

Suco de limão: 30g

Alho: 1 dente

Azeite virgem extra: 30g

Sal a gosto

Palitos de legumes (cenoura, aipo, pimentão): 400g

Preparação:

No liquidificador, misture o grão de bico cozido, o tahine, o suco de limão, o alho picado, o azeite e o sal. Misture até obter uma consistência lisa e homogênea. Se necessário, adicione um pouco de água até atingir a consistência desejada. Sirva o homus com os palitos de legumes como acompanhamento.

BERINJELAS GRELHADAS COM MOLHO TOMATE FRESCO

Tempo de preparo: 15 minutos

Tempos de cozimento: 15 minutos

Doses para 4 pessoas

Ingredientes

Beringelas: 600g

Tomates frescos: 500g

Alho: 2 dentes

Manjericão fresco: 30g

Azeite virgem extra: 40g

Sal e pimenta a gosto

Preparação:

Corte as berinjelas em rodelas e grelhe dos dois lados até ficarem macias e levemente douradas. Corte os tomates em cubos e pique o alho e o manjericão. Numa panela, aqueça o azeite e frite o alho. Adicione os tomates picados e cozinhe por alguns minutos até que os tomates se desfaçam ligeiramente. Adicione o manjericão picado, sal e pimenta. Sirva as beringelas grelhadas com o molho de tomate fresco por cima. Certifique-se de personalizar as quantidades e instruções de acordo com suas preferências e necessidades dietéticas.

CARPACCIO DE ABOBRINHA COM FLOCOS DE PARMESÃO E VINAGRE BALSÂMICO

Tempo de preparo: 15 minutos

Tempos de cozimento: 0 minutos

Doses para 4 pessoas, Ingredientes

Abobrinha: 400g Parmesão Grana: 100g

Vinagre balsâmico: 30g

Azeite virgem extra: 30g

Sal e pimenta a gosto

Preparação:

Corte as abobrinhas em rodelas finas com um bandolim ou descascador de batatas. Disponha as fatias de abobrinha num prato de servir. Tempere as abobrinhas com azeite, sal e pimenta. Espalhe os flocos de parmesão sobre as abobrinhas. Borrife vinagre balsâmico sobre o carpaccio antes de servir.

BATATAS DOCES ASSADAS COM MOLHO DE IOGURTE GREGO E ERVAS AROMATICAS

Tempo de preparo: 15 minutos

Tempos de cozimento: 30/40 minutos

Doses para 4 pessoas

Ingredientes

Batata doce: 800g

Iogurte grego: 200g

Ervas

misto (alecrim,

tomilho, salsa): 30g

Sal e pimenta a gosto

Preparação:

Pré-aqueça o forno a 200°C. Lave e corte as batatas-doces em rodelas. Coloque as batatas-doces num tabuleiro e regue com azeite, sal, pimenta e ervas picadas. Asse no forno pré-aquecido por 30/40 minutos ou até as batatas ficarem macias e levemente douradas. Misture o iogurte grego com as ervas aromáticas picadas e uma pitada de sal. Sirva as batatas-doces quentes com o molho de iogurte grego. Certifique-se de ajustar as quantidades e instruções com base em suas preferências e necessidades dietéticas.

ABACATE RECHEADOS COM ATUM E LIMÃO

Tempo de preparo: 10 minutos

Tempos de cozimento: 0 minutos

Doses para 4 pessoas

Ingredientes

Abacate: 2 grandes

Atum em lata: 200g

Limão: 1, suco

e raspas raladas

Sal e pimenta a gosto

Preparação:

Corte os abacates ao meio e retire o caroço.
Numa tigela, misture o atum escorrido com o
suco de limão e as raspas raladas. Tempere
com sal e pimenta a gosto. Preencha as
cavidades dos abacates com a mistura de
atum. Sirva imediatamente como aperitivo
ou lanche.

TOMATES CEREJA RECHEADOS COM QUEIJO DE CABRA E SALSA

Tempo de preparo: 15 minutos

Tempos de cozimento: 0 minutos

Doses para 4 pessoas

Ingredientes

Tomate cereja: 200g

Queijo de cabra: 100g

Salsa fresca: 20g, finamente picado

Sal e pimenta a gosto

Preparação:

Corte as pontas dos tomates cereja e esvazie-os delicadamente com uma colher de chá. Numa tigela, amasse o queijo de cabra com a salsa picada. Tempere com sal e pimenta a gosto. Recheie os tomates cereja com a mistura de queijo de cabra. Sirva como aperitivo ou como acompanhamento fresco e saboroso.

MUSSARELA DE BÚFALA COM TOMATES E MANJERICÃO FRESCO

Tempo de preparo: 10 minutos

Tempos de cozimento: 0 minutos

Doses para 4 pessoas

Ingredientes

Mussarela de búfala: 250g

Tomate cereja: 200g

Manjericão fresco: 20g

Azeite virgem extra: 30ml

Sal e pimenta a gosto

Preparação:

Corte a mussarela de búfala em rodelas grossas. Corte os tomates cereja ao meio. Disponha as fatias de mussarela em um prato de servir. Espalhe os tomates cereja sobre as fatias de mussarela. Polvilhe com folhas frescas de manjericão. Tempere com azeite extra virgem, sal e pimenta a gosto. Sirva como um aperitivo fresco e saboroso.

LEGUMES CRUS COM MOLHO DE IOGURTE E ERVAS FRESCAS

Tempo de preparo: 15 minutos

Tempos de cozimento: 0 minutos

Doses para 4 pessoas

Ingredientes

Vegetais mistos crus (cenoura, aipo, pimentão, pepino): 400g

Iogurte grego: 200g

Mistura de ervas frescas (salsa, hortelã, cebolinha): 30g

Suco de limão: 20ml

Sal e pimenta

Preparação:

Lave e corte os vegetais crus em palitos ou fatias. Numa tigela, misture o iogurte grego com as ervas frescas picadas e o suco de limão. Tempere com sal e pimenta a seu gosto. Sirva os vegetais crus com o molho de iogurte como condimento. Certifique-se de ajustar as quantidades e instruções com base em suas preferências e necessidades dietéticas.

FRITOS DE QUINOA COM MISTA LEGUMES

Tempo de preparo: 20 minutos

Tempos de cozimento: 15 minutos

Doses para 4 pessoas

Ingredientes

Quinoa cozida: 300g

Legumes mistos (abobrinha, cenouras, pimentões): 200g

Ovos: 2

Farinha de grão de bico: 50g

Salsa fresca: 20g picada

Sal e pimenta a gosto

Azeite para cozinhar

Preparação:

Numa tigela, misture a quinoa cozida com a mistura de legumes cortada em cubos, os ovos, a farinha de grão de bico e a salsa picada. Tempere com sal e pimenta a gosto. Forme panquecas com a mistura obtida. Numa frigideira antiaderente aqueça o azeite e frite as panquecas até dourarem dos dois lados. Sirva quente como acompanhamento ou prato principal.

SALADA DE QUINOA COM FRANGO GRELHADO

Tempo de preparo: 15 minutos

Tempos de cozimento: 20 minutos

Doses para 4 pessoas

Ingredientes

Quinua: 200g

Peito de frango: 400g

Legumes variados (tomate, pepinos, pimentões): 300g

Azeitonas pretas: 50g

Suco de limão: 30ml

Azeite virgem extra:
50ml

Sal e pimenta a gosto

Preparação:

Cozinhe a quinoa conforme as instruções da embalagem e deixe esfriar. Corte o peito de frango em rodelas e grelhe até ficar totalmente cozido. Corte os legumes em cubos e as azeitonas em rodelas. Em uma tigela grande, misture a quinoa cozida, o frango grelhado, a mistura de verduras e as azeitonas. Tempere com suco de limão, azeite, sal e pimenta. Misture bem e sirva como prato principal ou acompanhamento.

CANAPÉS DE PÃO INTEGRAL COM PESTO DE ABACATE

Tempo de preparo: 15 minutos

Tempos de cozimento: 0 minutos

Doses para 4 pessoas

Ingredientes

Pão integral fatiado: 8 fatias

Abacate maduro: 2

Suco de limão: 20ml

Alho: 1 dente

Manjericão fresco: 30g

Sal e pimenta a gosto

Preparação:

Torre levemente as fatias de pão integral.
Numa tigela, amasse os abacates com o suco
de limão, o alho picado e o manjericão
fresco. Tempere com sal e pimenta a gosto.
Espalhe o pesto de abacate nas fatias de pão
torrado. Sirva como aperitivo ou lanche.

ALMÔNDEGAS DE LENTILHA COM IOGURTE E MOLHO DE HORTELÃ

Tempo de preparo: 20 minutos

Tempos de cozimento: 20 minutos

Doses para 4 pessoas

Ingredientes

Lentilhas secas: 200g

Cebola roxa: 1 pequena

Alho: 2 dentes

Salsa fresca: 30g picada

Ovo: 1

Farinha de grão de bico: 50g

Iogurte grego: 200g

Hortelã fresca: 20g, picada

Sal e pimenta a gosto

Preparação:

Ferva as lentilhas em água fervente até ficarem macias, escorra e amasse com um garfo. Pique finamente a cebola e o alho e junte-os às lentilhas juntamente com a salsa, o ovo e a farinha de grão de bico. Misture bem a mistura e forme almôndegas. Cozinhe as almôndegas em uma frigideira antiaderente até dourar dos dois lados. Misture o iogurte grego com a hortelã picada e tempere com sal e pimenta. Sirva as almôndegas com o molho de iogurte e hortelã como acompanhamento.

CARPACCIO DE COGUMELOS COM AZEITE VIRGEM EXTRA E LIMÃO

Tempo de preparo: 10 minutos

Tempos de cozimento: 0 minutos

Doses para 4 pessoas

Ingredientes

Cogumelos frescos

(cogumelos porcini,

ou outros cogumelos

à sua escolha): 200g

Azeite virgem extra: 30ml

Limão: 1, suco

Sal e pimenta a gosto

Flocos de parmesão (opcional)

Preparação:

Limpe os cogumelos com cuidado e corte-os em fatias finas. Disponha as fatias de cogumelos num prato de servir. Tempere com azeite extra virgem e suco de limão. Tempere com sal e pimenta a gosto. Se necessário, adicione alguns flocos de parmesão para decorar. Sirva como aperitivo fresco e leve.

CROSTINI COM CREME DE FEIJÃO BRANCO E ALECRIM

Tempo de preparo: 15 minutos

Tempos de cozimento: 10 minutos

Doses para 4 pessoas

Ingredientes

Feijão branco enlatado: 400g

Pão baguete ou pão toscano:

1 baguete ou 4 fatias grossas

Alecrim fresco: 10g,

finamente picado

Alho: 2 dentes

Azeite virgem extra: 50ml

Sal e pimenta a gosto

Preparação:

Numa frigideira aqueça o azeite virgem extra e doure os dentes de alho inteiros. Adicione o feijão branco escorrido e aqueça ligeiramente. Retire os dentes de alho e amasse o feijão com um garfo. Adicione o alecrim picado e tempere com sal e pimenta. Corte o pão em fatias e torre levemente. Espalhe o creme de feijão branco nas fatias de pão. Sirva o crostini quente como aperitivo ou aperitivo.

SALADA MISTA DE FEIJÃO COM CEBOLA VERMELHA E SALSA

Tempo de preparo: 15 minutos

Tempos de cozimento: 0 minutos

Doses para 4 pessoas

Ingredientes

Feijão misto enlatado

(canelini, borlotti, preto): 400g

Cebola roxa: 1 grande

Salsa fresca: 30g picada

Suco de limão: 30ml

Azeite virgem extra: 30ml

Sal e pimenta a gosto

Preparação:

Escorra e enxágue os feijões mistos em água corrente. Corte a cebola roxa em fatias finas. Em uma tigela grande, misture o feijão misto, a cebola roxa e a salsa picada. Tempere com suco de limão, azeite extra virgem, sal e pimenta. Misture bem todos os ingredientes. Deixe descansar na geladeira por pelo menos 30 minutos antes de servir. Sirva como acompanhamento fresco e saboroso.

ROLE DE ABOBRINHA COM RICOTA E TOMATE SECO

Tempo de preparo: 20 minutos

Tempos de cozimento: 15 minutos

Doses para 4 pessoas

Ingredientes

Abobrinha: 4 médias

Ricota fresca: 200g

Tomates secos: 50g

Parmesão ralado: 30g

Salsa fresca: 20g picada

Sal e pimenta a gosto

Azeite virgem extra

azeitona para cozinhar

Preparação:

Corte as pontas das abobrinhas e corte-as longitudinalmente com um bandolim ou descascador de batatas. Cozinhe as fatias de abobrinha em uma grelha quente por cerca de 23 minutos de cada lado, até ficarem macias, mas ainda firmes. Em uma tigela, misture a ricota com o tomate seco picado, o parmesão ralado, a salsinha, o sal e a pimenta. Espalhe um pouco de recheio de ricota em cada fatia de abobrinha e enrole. Coloque os rolinhos em uma assadeira levemente untada com óleo. Asse em forno pré-aquecido a 180°C por cerca de 10/15 minutos, até dourar. Sirva quente como aperitivo ou prato principal.

SOPA DE ABÓBORA COM SEMENTES DE ABÓBORA TORRADAS

Tempo de preparo: 15 minutos

Tempos de cozimento: 30 minutos

Doses para 4 pessoas

Ingredientes

Abóbora: 800g, descascada

e corte em cubos

Cebola: 1 grande, picada

Batatas: 2 médias, descascadas

e corte em cubos

Caldo de legumes: 1 litro

Creme fresco: 100ml, Manteiga: 2 colheres
de sopa

Sementes de abóbora: 50g, torradas

Sal e pimenta a gosto

Preparação:

Em uma panela grande, refogue a cebola na
manteiga até ficar translúcida. Adicione a
abóbora e as batatas e cozinhe por cerca de 5
minutos. Despeje o caldo de legumes na
panela e deixe ferver. Reduza o fogo e deixe
cozinhar por cerca de 20/25 minutos, até os
legumes ficarem macios. Bata a sopa até
atingir uma consistência aveludada. Adicione
o creme de leite fresco e misture bem.
Tempere com sal e pimenta a seu gosto.
Sirva a sopa de abóbora quente, decorada
com sementes de abóbora torradas.

ALMÔNDEGAS DE BERINJELA ASSADAS COM MOLHO DE TOMATE

Tempo de preparo: 30 minutos

Tempos de cozimento: 30 minutos

Doses para 4 pessoas

Ingredientes

Berinjela: 2 médias, cortadas em cubos

Pão ralado: 100g

Parmesão ralado: 50g

Ovos: 2

Salsa fresca: 30g picada

Alho: 2 dentes picados

Molho de tomate: 500ml

Sal e pimenta a gosto

Preparação:

Pré-aqueça o forno a 180°C. Disponha os cubos de beringela num tabuleiro forrado com papel manteiga e leve ao forno durante aproximadamente 2025 minutos, até as beringelas ficarem macias. Em uma tigela grande, amasse a berinjela cozida com um garfo e acrescente a farinha de rosca, o parmesão ralado, os ovos, a salsinha, o alho, o sal e a pimenta. Misture bem a mistura até que todos os ingredientes estejam incorporados. Forme almôndegas com as mãos e coloque-as em uma assadeira levemente untada. Cozinhe no forno pré-aquecido por cerca de 25/30 minutos, até as almôndegas ficarem douradas e crocantes. Numa frigideira aqueça o molho de tomate e acrescente as almôndegas antes de servir. Sirva as almôndegas de berinjela quentes com o molho de tomate.

SALADA DE FEIJÃO PRETO COM MILHO E PIMENTÃO

Tempo de preparo: 15 minutos

Tempos de cozimento: 0 minutos

Doses para 4 pessoas

Ingredientes

Feijão preto em lata: 400g

Milho enlatado: 200g

Pimentões vermelhos e amarelos: 2, corte em cubos

Cebola roxa: 1 pequena, finamente picado

Coentro fresco: 30g, picado

Suco de limão: 30ml

Azeite virgem extra: 30ml

Sal e pimenta a gosto

Preparação:

Em uma tigela grande, misture o feijão preto escorrido e enxaguado, o milho escorrido, os pimentões picados e a cebola roxa picada. Adicione os coentros frescos picados. Tempere com suco de limão, azeite, sal e pimenta. Misture delicadamente até que os ingredientes estejam bem combinados. Deixe descansar na geladeira por pelo menos 30 minutos antes de servir. Sirva como acompanhamento fresco e colorido ou prato principal.

LEGUMES GRELHADOS COM MOLHO DE ABACATE E LIMÃ

Tempo de preparo: 20 minutos

Tempos de cozimento: 10 minutos

Doses para 4 pessoas

Ingredientes

Aboborinhas: 2 médias,

corte em fatias longas

Berinjela: 1 grande,

corte em fatias longas

Pimentões vermelhos e amarelos:

2, corte em tiras

Abacate maduro: 1 grande

Suco de limão: 30ml

Salsa fresca: 20g picada

Sal e pimenta a gosto

Preparação:

Pré-aqueça uma grelha ou assadeira. Grelhe as rodelas de abobrinha, berinjela e pimentão até ficarem macias e levemente douradas dos dois lados. Enquanto os legumes grelham, prepare o molho de abacate. Numa tigela, amasse o abacate maduro com um garfo e misture com o suco de limão e a salsa fresca picada. Tempere com sal e pimenta a gosto. Disponha os legumes grelhados em uma travessa e sirva com o molho de abacate e limão. Os vegetais grelhados podem ser servidos quentes ou em temperatura ambiente como acompanhamento ou prato principal.

CREME DE CENOURA COM GENGIBRE E COMINHO

Tempo de preparo: 15 minutos

Tempos de cozimento: 25 minutos

Doses para 4 pessoas

Ingredientes

Cenouras: 500g, descascadas

e corte em rodelas

Cebola: 1 grande, picada

Gengibre fresco: 20g ralado

Cominho em pó: 1 colher de chá

Caldo de legumes: 1 litro

Creme fresco: 100ml

Azeite virgem extra: 2 colheres de sopa

Sal e pimenta a gosto

Preparação:

Numa panela grande, aqueça o azeite e refogue a cebola até ficar translúcida. Adicione as cenouras cortadas em rodelas e cozinhe por cerca de 5 minutos. Adicione o gengibre ralado e o cominho em pó e misture bem. Despeje o caldo de legumes na panela e deixe ferver. Reduza o fogo e deixe cozinhar por cerca de 15/20 minutos, até as cenouras ficarem macias. Usando um liquidificador de imersão, bata a sopa até ficar homogêneo. Adicione o creme de leite fresco e misture bem. Tempere com sal e pimenta a seu gosto. Sirva o creme de cenoura quente, guarnecido com uma pitada de pimenta-do-reino.

BRUSCHETTE COM CREME DE FEIJÃO E PECORINO RALADO

Tempo de preparo: 20 minutos

Tempos de cozimento: 10 minutos

Doses para 4 pessoas

Ingredientes

Favas frescas ou congeladas: 400g

Pão rústico (baguete

ou ciabatta): 4 fatias grossas

Pecorino ralado: 50g

Azeite virgem extra: 2 colheres de sopa

Alho: 1 dente descascado

Hortelã fresca: 20g, picada

Sal e pimenta a gosto

Preparação:

Ferva as favas em água fervente por cerca de 5 minutos se forem frescas ou siga as instruções da embalagem se estiverem congeladas. Escorra-os e enxágue-os em água fria. Descasque as favas, se forem frescas. No liquidificador, misture a fava cozida, o alho, a hortelã fresca, o pecorino ralado, o azeite, o sal e a pimenta. Misture até obter um creme homogéneo. Torre as fatias de pão em uma frigideira ou na grelha até ficarem crocantes e levemente douradas. Espalhe o creme de favas em cada fatia de pão torrado. Sirva a bruscheta com creme de fava quente ou em temperatura ambiente como aperitivo ou aperitivo.

SALADA DE MARISCO COM TOMATE E SALSA

Tempo de preparo: 15 minutos

Tempos de cozimento: 5 minutos

Doses para 4 pessoas

Ingredientes

Frutos do mar mistos (mexilhões, amêijoas, camarão):

500g, já cozido e sem casca

Tomates cereja: 200g, cortados ao meio

Salsa fresca: 30g picada

Suco de limão: 30ml

Azeite virgem extra: 2 colheres de sopa

Alho: 2 dentes picados

Sal e pimenta a gosto

Preparação:

Numa panela, aqueça o azeite e frite os alhos picados por alguns minutos. Adicione os frutos do mar já cozidos e descascados e refogue por cerca de 3/5 minutos, até ficar bem quente. Transfira os frutos do mar para uma tigela grande e deixe esfriar um pouco. Adicione os tomates cereja cortados ao meio e a salsa fresca picada aos frutos do mar. Tempere com suco de limão, sal e pimenta a gosto. Misture delicadamente todos os ingredientes. Deixe esfriar completamente na geladeira antes de servir. Sirva a salada de frutos do mar como aperitivo ou prato principal fresco e saboroso.

CROSTINI COM CREME DE GRÃO DE BICO E PIMENTA

Tempo de preparo: 15 minutos

Tempos de cozimento: 10 minutos

Doses para 4 pessoas

Ingredientes

Grão de bico enlatado: 400g,

escorrido e enxaguado

Pão rústico (baguete

ou ciabatta): 4 fatias grossas

Pimenta fresca:

1, finamente picado

Alho: 1 dente picado

Alecrim fresco: 1 raminho picado

Azeite virgem extra: 3 colheres de sopa

Sal e pimenta a gosto

Preparação:

Numa panela, aqueça 1 colher de sopa de azeite e frite o alho picado e a pimenta malagueta por alguns minutos. Adicione o grão de bico escorrido e enxaguado e o alecrim fresco picado. Cozinhe por cerca de 57 minutos, até que o grão de bico esteja quente e se misture bem com os aromas. Transfira o grão de bico para uma tigela e amasse-o com um garfo até obter uma consistência cremosa. Torre as fatias de pão em uma frigideira ou na grelha até ficarem crocantes e levemente douradas. Espalhe o creme de grão de bico em cada fatia de pão torrado. Tempere com um fio de azeite, sal e pimenta. Sirva o crostini com creme de grão de bico quente como aperitivo.

FLAN DE BRÓCOLIS COM QUEIJO FRESCO

Tempo de preparo: 20 minutos

Tempos de cozimento: 30 minutos

Doses para 4 pessoas

Ingredientes

Brócolis: 500g, limpo

e corte em florzinhas

Ovos: 3

Queijo fresco: 200g, tipo ricota

Parmesão ralado: 50g

Leite: 100ml

Manteiga: 20g (para untar a forma)

Noz-moscada: a gosto, ralada

Sal e pimenta a gosto

Preparação:

Cozinhe os brócolis em água fervente com sal até ficarem macios, mas não moles, cerca de 5/7 minutos. Escorra bem os brócolis e pique finamente. Numa tigela, bata os ovos com o queijo fresco, o parmesão ralado e o leite. Adicione o brócolis picado à mistura e misture bem. Tempere com uma pitada de noz-moscada, sal e pimenta. Unte com manteiga uma assadeira e despeje a mistura de brócolis. Nivele a superfície com uma espátula. Asse em forno pré-aquecido a 180°C por aproximadamente 25/30 minutos, até que o pudim fique dourado na superfície e bem cozido no centro. Depois de cozido, deixe esfriar um pouco antes de servir. Sirva a caçarola de brócolis quente como acompanhamento ou prato principal.

VEGERAIS DOCES E AZEDOS COM VINAGRE BALSÂMICO

Tempo de preparo: 15 minutos

Tempos de cozimento: 15 minutos

Doses para 4 pessoas

Ingredientes

Berinjelas: 2 médias,

corte em cubos

Pimentões vermelhos e amarelos:

2, corte em tiras

Cebola roxa: 1 grande,

fatiado em fatias finas

Vinagre balsâmico: 60ml

Açúcar mascavo: 2 colheres de sopa

Azeite virgem extra: 3 colheres de sopa

Sal e pimenta a gosto

Preparação:

Numa panela, aqueça o azeite e refogue a cebola roxa até ficar translúcida. Adicione as berinjelas e os pimentões picados e cozinhe em fogo médio por cerca de 10 minutos, mexendo de vez em quando. Em uma tigela pequena, misture o vinagre balsâmico com o açúcar mascavo até que o açúcar se dissolva completamente. Despeje a mistura de vinagre balsâmico e açúcar na panela com os legumes e misture bem. Continue cozinhando por mais 5 minutos, até que os legumes estejam macios e o molho engrosse ligeiramente. Tempere com sal e pimenta a seu gosto. Transfira os vegetais agridoces para uma travessa e sirva quente ou em temperatura ambiente como acompanhamento ou aperitivo.

CROQUETES DE QUINOA E QUEIJO

Tempo de preparo: 20 minutos

Tempos de cozimento: 25 minutos

Doses para 4 pessoas

Ingredientes

Quinoa: 200g, já cozida

Queijo ralado (cheddar,

parmesão ou outro): 100g

Ovo: 1 grande

Pão ralado: 50g

Cebola: 1 pequena, picadinha

Salsa fresca: 2

colheres, finamente picadas

Sal e pimenta a gosto

Azeite virgem extra: para cozinhar

Preparação:

Numa tigela grande, misture a quinoa cozida, o queijo ralado, o ovo, o pão ralado, a cebola picada e a salsa fresca. Tempere com sal e pimenta a seu gosto. Misture bem todos os ingredientes até obter uma mistura homogênea. Forme bolinhas com as mãos e amasse levemente para fazer croquetes. Em uma frigideira antiaderente, aqueça um pouco de azeite em fogo médio. Cozinhe os croquetes de quinoa e queijo por cerca de 3/4 minutos de cada lado, até ficarem dourados e crocantes. Depois de cozidos, transfira-os para um prato forrado com papel absorvente para retirar o excesso de óleo. Sirva os croquetes de quinoa e queijo quentes como aperitivo ou prato principal.

SALADA DE ESPINAFRE COM AMÊNDOAS E FETA

Tempo de preparo: 10 minutos

Tempos de cozimento: 0 minutos

Doses para 4 pessoas

Ingredientes

Espinafre fresco: 200g,

lavado e seco

Amêndoas: 50g,

torrado e fatiado

Feta: 100g, cortado em cubos

Tomate cereja:

150g, cortado ao meio

Suco de limão: 2 colheres de sopa

Azeite virgem extra: 3 colheres de sopa

Sal e pimenta a gosto

Preparação:

Em uma tigela grande, misture o espinafre fresco, as amêndoas torradas, o queijo feta picado e os tomates cereja cortados ao meio. Tempere com suco de limão, azeite, sal e pimenta. Misture delicadamente todos os ingredientes até que o espinafre esteja bem temperado. Certifique-se de que o queijo feta e as amêndoas estejam distribuídos uniformemente na salada. Sirva a salada de espinafre com amêndoas e queijo feta como acompanhamento fresco e saboroso ou prato principal.

BOLINHOS DE ALCACHOFRA COM HORTELÃ E LIMÃO

Tempo de preparo: 20 minutos

Tempos de cozimento: 10 minutos

Doses para 4 pessoas

Ingredientes

Alcachofras: 4, limpas e

fatiado em fatias finas

Farinha: 100g Ovos: 2

Hortelã fresca: 2

colheres, finamente picadas

Casca de limão

ralado: de 1 limão

Sal e pimenta a gosto

Azeite extra

virgem: para cozinhar

Preparação:

Numa tigela, misture a farinha, os ovos batidos, a hortelã fresca picada e as raspas de limão raladas. Adicione sal e pimenta a seu gosto e misture até obter uma massa lisa. Adicione as fatias de alcachofra à massa e misture delicadamente até ficar bem revestido. Em uma frigideira antiaderente, aqueça um pouco de azeite em fogo médio. Com uma colher, retire um pouco da massa com um pedaço de alcachofra e despeje na frigideira quente. Cozinhe os bolinhos de alcachofra por cerca de 3/4 minutos de cada lado, até que fiquem dourados c crocantes. Depois de cozidos, transfira-os para um prato forrado com papel absorvente para retirar o excesso de óleo. Sirva os bolinhos de alcachofra quentes como aperitivo ou acompanhamento.

CAPRESE COM MUSSARELA DE BÚFALA E TOMATES CORAÇÃO DE BOI

Tempo de preparo: 10 minutos

Tempos de cozimento: 0 minutos

Doses para 4 pessoas

Ingredientes

Mussarela de búfala:

250g, cortado em fatias

Tomates coração de boi:

4 grandes, cortados em fatias

Manjericão fresco: algumas folhas

Azeite virgem extra: 3 colheres de sopa

Vinagre balsâmico: 2 colheres de sopa

Sal e pimenta a gosto

Preparação:

1. Disponha as fatias de mussarela de búfala e os tomates Cuore di Bue alternadamente em um prato de servir, criando um padrão de leque. 2. Espalhe algumas folhas frescas de manjericão sobre a mussarela e os tomates. 3. Tempere com azeite virgem extra, sal e pimenta preta moída na hora a gosto. 4. Se desejar, adicione um pouco de redução balsâmica para uma apresentação mais refinada. 5. Sirva o Caprese imediatamente como aperitivo ou como acompanhamento fresco e leve.

CROSTINI COM BERINJELA PARMESÃO

Tempo de preparo: 20 minutos

Tempos de cozimento: 30 minutos

Doses para 4 pessoas

Ingredientes

Berinjelas: 2 grandes,

corte em fatias finas

Pão rústico (baguete ou ciabatta):

8 fatias grossas

Tomates pelados: 400g, esmagados

Mussarela: 200g, cortada em fatias finas

Parmesão ralado: 50g

Manjericão fresco: algumas folhas

Azeite virgem extra: 4 colheres de sopa

Alho: 2 dentes picados, Sal e pimenta a gosto

Preparação:

Pré-aqueça o forno a 180°C. Disponha as rodelas de beringela num tabuleiro forrado com papel manteiga, pincele com um pouco de azeite e leve ao forno cerca de 15/20 minutos, até ficarem macias e ligeiramente douradas. Numa frigideira aqueça um pouco de azeite e frite os alhos picados. Adicione os tomates pelados esmagados e cozinhe por cerca de 10/15 minutos, até o molho engrossar ligeiramente. Torre as fatias de pão no forno ou na grelha até ficarem crocantes. Espalhe um pouco de molho de tomate em cada fatia de torrada. Disponha uma fatia de berinjela assada por cima do molho de tomate. Adicione uma fatia de mussarela por cima das berinjelas. Polvilhe com parmesão ralado e decore com folhas frescas de manjericão. Asse os croutons por cerca de 10 minutos, até o queijo derreter e dourar levemente. Sirva o crostini com berinjela à parmegiana quente como aperitivo ou aperitivo.

SALADA DE ABACATE, MANGA E CAMARÃO

Tempo de preparo: 15 minutos

Tempos de cozimento: 0 minutos

Doses para 4 pessoas

Ingredientes

Camarão descascado:

300g, cozido e frio

Abacate maduro:

2 grandes, cortados em cubos

Manga madura: 1 manga grande,

corte em cubos

Alface ou rúcula: 150g,

lavado e cortado em pedaços

Cebola roxa: 1 pequena,

fatiado em fatias finas

Pimenta fresca: 1,

finamente picado (opcional)

Suco de limão: 2 colheres de sopa

Azeite virgem extra: 3 colheres de sopa

Sal e pimenta a gosto

Preparação:

Em uma tigela grande, misture o camarão descascado, o abacate picado, a manga picada, a alface ou rúcula e a cebola roxa fatiada. Adicione pimenta fresca picada, se desejar, para dar um toque picante. Tempere com suco de limão, azeite e sirva.

CREME DE ERVILHAS
COM HORTELÃ FRESCA

Tempo de preparo: 15 minutos

Tempos de cozimento: 15 minutos

Doses para 4 pessoas

Ingredientes

Ervilhas frescas ou congeladas: 400g

Cebola: 1 média picada

Caldo de legumes: 500ml

Hortelã fresca: 10 folhas,

mais alguns para enfeitar

Creme de cozimento: 100ml (opcional)

Sal e pimenta a gosto

Azeite extra

virgem: 2 colheres de sopa

Preparação:

Numa panela, aqueça o azeite e refogue a cebola até ficar translúcida. Adicione as ervilhas e cozinhe por cerca de 2 minutos. Despeje o caldo de legumes na panela e deixe ferver. Reduza o fogo e cozinhe por cerca de 10 a 12 minutos, até as ervilhas ficarem macias. Adicione as folhas de hortelã fresca e misture. Usando um liquidificador de imersão, bata a sopa até ficar homogênea e aveludada. Se desejar, adicione creme de cozinha para obter uma consistência mais cremosa. Tempere com sal e pimenta a seu gosto. Sirva o creme de ervilhas quente, decorado com folhas de hortelã fresca.

CROSTINI COM CREME DE RICOTA E AZEITONAS TAGGIASCA

Tempo de preparo: 10 minutos

Tempos de cozimento: 0 minutos

Doses para 4 pessoas

Ingredientes

Pão rústico (baguete

ou ciabatta): 8 fatias grossas

Ricota: 200g

Azeitonas Taggiasca: 50g,

sem caroço e picado

Salsa fresca: 2 colheres de sopa,

finamente picado

Casca de limão

ralado: de 1 limão

Sal e pimenta a gosto

Azeite extra

virgem: para enfeitar

Preparação:

Torre as fatias de pão no forno ou na grelha até ficarem crocantes. Numa tigela, misture a ricota com as azeitonas Taggiasca picadas, a salsa fresca picada e as raspas de limão raladas. Tempere com sal e pimenta a gosto e misture bem. Distribua uniformemente a ricota e o creme de azeitonas nas fatias de pão torrado. Decore cada crostini com um fiozinho de azeite virgem extra. Sirva o crostini com creme de ricota e azeitonas como aperitivo ou aperitivo.

SALADA DE FUNCHO, LARANJAS E AZEITONAS PRETA

Tempo de preparo: 15 minutos

Tempos de cozimento: 0 minutos

Doses para 4 pessoas

Ingredientes

Funcho: 2 grandes, cortados em fatias finas

Laranjas: 2 grandes, descascadas e cortadas em rodelas finas

Azeitonas pretas: 100g, sem caroço e cortadas em rodelas

Salsa fresca: 2 colheres de sopa, picada finamente

Raspas de limão raladas: a partir de 1 limão

Suco de limão: 3 colheres de sopa

Azeite virgem extra: 3 colheres de sopa

Sal e pimenta a gosto

Preparação:

Em uma tigela grande, misture as fatias de erva-doce, as fatias de laranja e as azeitonas pretas. Adicione a salsa fresca picada e as raspas de limão raladas. Tempere com suco de limão, azeite, sal e pimenta. Misture delicadamente todos os ingredientes até ficar bem temperado. Certifique-se de que os ingredientes estejam distribuídos uniformemente na salada. Sirva a salada de erva-doce, laranja e azeitona preta como acompanhamento fresco e saboroso ou prato principal.

CROQUETES DE BATATA DOCE E QUINOA

Tempo de preparo: 30 minutos

Tempos de cozimento: 25 minutos

Doses para 4 pessoas

Ingredientes

Batata doce: 2 médias,

descascado e cortado em cubos

Quinoa cozida: 1 xícara

Cebola: 1 média picada

Ovo: 1 grande

Farinha de amêndoa ou pão ralado: 50g

Páprica: 1 colher de chá

Cominho: 1 colher de chá

Sal e pimenta a gosto

Azeite extra

virgem: para cozinhar

Preparação:

Ferva os cubos de batata-doce em água e sal até ficarem macios, cerca de 10 minutos. Escorra e amasse as batatas. Numa tigela grande, misture o puré de batata-doce, a quinoa cozida, a cebola picada, o ovo batido, a farinha de amêndoa ou o pão ralado, a páprica, o cominho, o sal e a pimenta. Misture bem todos os ingredientes até formar uma mistura homogênea. Forme bolinhas com as mãos e amasse levemente para fazer croquetes. Em uma frigideira antiaderente, aqueça um pouco de azeite em fogo médio. Cozinhe os croquetes de batata-doce e quinoa por cerca de 34 minutos de cada lado, até dourar e ficar crocante. Depois de cozidos, transfira-os para um prato forrado com papel absorvente para retirar o excesso de óleo. Sirva os croquetes de batata doce e quinoa quentes como aperitivo.

SALADA DE TOMATE, PEPINOS E MANJERICÃO

Tempo de preparo: 10 minutos

Tempos de cozimento: 0 minutos

Doses para 4 pessoas

Ingredientes

Tomates maduros: 4

grande, cortado em fatias

Pepinos: 2 médios,

corte em fatias finas

Folhas frescas de manjericão:

1 cacho, inteiro

Cebola roxa: 1 pequena,

em fatias finas (opcional)

Azeite virgem extra: 3 colheres de sopa

Vinagre de vinho tinto: 2 colheres de sopa

Sal e pimenta a gosto

Preparação:

Em uma saladeira grande, arrume as rodelas de tomate e pepino. Adicione folhas frescas de manjericão e cebola roxa fatiada, se desejar. Tempere com azeite extra virgem e vinagre de vinho tinto. Adicione sal e pimenta a seu gosto. Misture delicadamente todos os ingredientes até ficar bem temperado. Certifique-se de que os ingredientes estejam distribuídos uniformemente na salada. Sirva a salada de tomate, pepino e manjericão como acompanhamento fresco e colorido.

CROSTINI COM CREME DE BERINJELA E AZEITONAS VERDES

Tempo de preparo: 20 minutos

Tempos de cozimento: 20 minutos

Doses para 4 pessoas

Ingredientes

Berinjela: 2 médias, cortadas em cubos

Azeitonas verdes: 50g,

sem caroço e picado

Alho: 2 dentes finamente picados

Manjericão fresco: algumas folhas

Pão rústico (baguete

ou ciabatta): 8 fatias grossas

Azeite extra

virgem: 4 colheres de sopa

Sal e pimenta a gosto

Preparação:

Pré-aqueça o forno a 180°C. Disponha os cubos de beringela num tabuleiro forrado com papel manteiga e tempere com um pouco de azeite, sal e pimenta. Asse as berinjelas no forno pré-aquecido por cerca de 20 minutos, até ficarem macias e levemente douradas. Numa frigideira, aqueça um pouco de azeite e frite o alho picado até dourar. Adicione as azeitonas verdes picadas e as folhas frescas de manjericão. Cozinhc por mais 2/3 minutos. No liquidificador, misture a berinjela assada e a mistura de azeitona e alho. Bata até obter um creme liso e homogêneo. Torre as fatias de pão no forno ou na grelha até ficarem crocantcs. Espalhc a beringela e o creme de azeitonas em cada fatia de pão torrado. Sirva o crostini com creme de berinjela e azeitonas como aperitivo ou aperitivo.

RECEITAS
PRIMEIROS PRATOS

SOPA MISTA DE VEGETAIS COM LEGUMES

Tempo de preparo: 15 minutos

Tempos de cozimento: 30 minutos

Doses para 4 pessoas

Ingredientes

Legumes mistos (cenoura, aipo, abobrinhas, repolho, batatas): 500g, cortado em cubos

Leguminosas mistas (grão de bico, feijão, lentilha): 200g, cozido

Cebola: 1 média picada

Alho: 2 dentes finamente picados

Caldo de legumes: 1 litro

Tomates pelados: 400g, esmagados

Salsa fresca: 2

colheres, finamente picadas

Azeite virgem extra: 2 colheres de sopa

Sal e pimenta a gosto

Preparação:

Em uma panela grande, aqueça o azeite e refogue a cebola e o alho até dourar. Adicione os legumes cortados em cubos e cozinhe por alguns minutos até começarem a amolecer. Adicione os tomates pelados esmagados e o caldo de legumes. Deixe ferver a sopa, reduza o fogo e deixe ferver cerca de 20 a 25 minutos, até os legumes ficarem macios. Adicione os legumes cozidos e a salsa fresca picada. Continue cozinhando por mais 5 minutos para permitir que os sabores se misturem. Tempere com sal e pimenta a seu gosto. Sirva a sopa mista de legumes com legumes quentes, talvez acompanhada de croutons.

ESPAGUETE INTEIRO COM TOMATE FRESCO E MANJERICÃO

Tempo de preparo: 10 minutos

Tempos de cozimento: 15 minutos

Doses para 4 pessoas

Ingredientes

Espaguete integral: 400g

Tomates frescos: 6

grande, cortado em cubos

Alho: 2 dentes finamente picados

Manjericão fresco: 1 cacho,

folhas removidas e picadas

Azeite virgem extra: 4 colheres de sopa

Sal e pimenta a gosto

Preparação:

Leve uma panela com água e sal para ferver e cozinhe o espaguete de trigo integral de acordo com as instruções da embalagem até ficar al dente. Enquanto o espaguete cozinha, em uma frigideira grande aqueça o azeite e refogue o alho picado até dourar. Adicione os tomates frescos picados e cozinhe por cerca de 8/10 minutos, até que comecem a se desfazer e formar um molho. Adicione metade do manjericão fresco picado ao molho de tomate. Escorra o espaguete al dente e transfira-o diretamente para a panela com o molho de tomate e manjericão. Refogue o espaguete com o molho de tomate por cerca de 1/2 minuto em fogo médio-alto, até ficar bem temperado. Tempere com sal e pimenta a seu gosto. Sirva o espaguete integral com tomate fresco e manjericão quente, guarnecido com o restante manjericão fresco.

RISOTTO INTEIRO COM COGUMELOS PORCINI

Tempo de preparo: 10 minutos

Tempos de cozimento: 30 minutos

Doses para 4 pessoas

Ingredientes

Arroz integral: 300g

Cogumelos porcini frescos ou

seco: 200g, cortado em fatias

Caldo de legumes: 1 litro

Cebola: 1 média, picadinha

Alho: 2 dentes finamente picados

Vinho branco seco: 120ml

Parmesão ralado: 50g

Manteiga: 2 colheres de sopa

Azeite virgem extra: 2 colheres de sopa

Sal e pimenta a gosto

Preparação:

Em uma panela, aqueça o caldo de legumes e mantenha aquecido em fogo baixo. Em uma frigideira grande, aqueça o azeite e a manteiga em fogo médio. Adicione a cebola e o alho e frite até dourar. Adicione os cogumelos porcini e cozinhe até ficarem dourados e macios. Adicione o arroz integral à frigideira e torre levemente por alguns minutos, mexendo sempre. Despeje o vinho branco na panela e deixe evaporar completamente. Aos poucos, adicione o caldo de legumes quente ao arroz, uma concha de cada vez, mexendo sempre e acrescentando mais caldo somente quando o anterior tiver sido absorvido.

Continue cozinhando o risoto por cerca de 25/30 minutos, até que o arroz esteja cozido al dente e tenha absorvido a maior parte do caldo. Assim que o risoto estiver cozido, retire do fogo e junte o parmesão ralado. Tempere com sal e pimenta a seu gosto. Sirva o risoto integral com cogumelos porcini quente, guarnecido com salsa fresca se desejar.

PENNE DE TRIGO INTEGRAL COM PESTO DE RÚCULA E NOZES

Tempo de preparo: 15 minutos

Tempos de cozimento: 10 minutos

Doses para 4 pessoas

Ingredientes

Penne integral: 400g

Rúcula fresca: 100g

Nozes: 50g, torradas

Parmesão ralado: 50g

Alho: 1 dente

Azeite extra

virgem: 4 colheres de sopa

Sal e pimenta a gosto

Preparação:

Cozinhe o penne integral em água e sal
seguindo as instruções da embalagem, até
ficar al dente. Entretanto, prepare o pesto de
rúcula e nozes. No liquidificador, misture a
rúcula, as nozes torradas, o parmesão
ralado, o alho e o azeite. Misture até obter
uma consistência lisa e homogênea. Escorra
todo o penne, guardando um pouco da água
do cozimento. Numa tigela grande, tempere o
penne escorrido com o pesto de rúcula e
nozes, acrescentando um pouco da água do
cozimento do macarrão até obter uma
consistência cremosa. Misture bem o penne
com o pesto até ficar bem temperado.
Tempere com sal e pimenta a seu gosto.
Sirva o penne integral com pesto de rúcula
quente e nozes, guarnecido com algumas
nozes picadas e folhas frescas de rúcula.

SOPA DE LENTILHA COM CENOURA E AIPO

Tempo de preparo: 10 minutos

Tempos de cozimento: 40 minutos

Doses para 4 pessoas

Ingredientes

Lentilhas secas: 250g,

enxágue e escorra

Cenouras: 2 médias, cortadas em cubos

Aipo: 2 talos cortados em cubos

Cebola: 1 média picada

Alho: 2 dentes finamente picados

Caldo de legumes: 1 litro

Tomates pelados: 400g, picados

Folhas de louro: 2/3 folhas

Tomilho fresco: 1 colher de chá picada

Azeite virgem extra: 2 colheres de sopa

Sal e pimenta a gosto

Preparação:

Em uma panela grande, aqueça o azeite e refogue a cebola e o alho até dourar. Adicione as cenouras em cubos e o aipo e cozinhe por alguns minutos até começarem a amolecer. Adicione as lentilhas enxaguadas e escorridas, os tomates pelados picados, o caldo de legumes, o louro e o tomilho fresco. Deixe a sopa ferver, reduza o fogo e cozinhe por cerca de 30 a 35 minutos, até as lentilhas ficarem macias. Tempere com sal e pimenta a seu gosto. Sirva a sopa de lentilhas com cenoura e aipo quente, talvez acompanhada de croutons.

SALADA DE MASSA INTEIRA COM TOMATE E ATUM

Tempo de preparo: 15 minutos

Tempos de cozimento: 10 minutos

Doses para 4 pessoas

Ingredientes

Massa curta integral

(canetas, fusilli, etc.): 400g

Tomates cereja: 250g, cortados ao meio

Atum em óleo: 200g, escorrido e esfarelado

Azeitonas pretas: 50g, sem caroço e cortadas em rodelas

Cebola roxa: 1 pequena em fatias finas

Salsa fresca: 2 colheres de sopa, picada finamente

Azeite virgem extra: 4 colheres de sopa

Suco de limão: 2 colheres de sopa

Sal e pimenta a gosto

Preparação:

Cozinhe o macarrão integral em água e sal seguindo as instruções da embalagem, até ficar al dente. Escorra o macarrão e lave-o em água fria para interromper o cozimento. Numa saladeira grande, misture a massa cozida e resfriada, os tomates cereja cortados ao meio, o atum esfarelado, as azeitonas pretas fatiadas, a cebola roxa fatiada e a salsa fresca picada. Tempere a salada com azeite virgem extra, suco de limão, sal e pimenta a seu gosto. Misture bem todos os ingredientes até ficar bem temperado. Sirva a salada de macarrão integral com tomate cereja e atum fresco e colorido.

ARROZ BASMATI COM LEGUMES COZIDOS NO VAPOR

Tempo de preparo: 10 minutos

Tempos de cozimento: 20 minutos

Doses para 4 pessoas

Ingredientes

Arroz basmati: 300g

Mistura de vegetais (cenoura, abobrinha,

brócolis, ervilha): 400g, cortado em

pedaços Alho: 2 dentes finamente picados

Gengibre fresco: 1 colher de chá ralado

Cúrcuma em pó: 1 colher de chá

Coentro fresco: 2 colheres de sopa,

finamente picado (opcional)

Azeite virgem extra: 2 colheres de sopa

Sal e pimenta a gosto

Preparação:

Lave o arroz basmati em água corrente até que a água fique límpida. Escorra bem o arroz e reserve. Prepare os legumes, cortando-os em pedaços do mesmo tamanho. Em uma panela a vapor, leve um pouco de água para ferver. Coloque os legumes no acessório para vapor e cozinhe durante cerca de 10/15 minutos, até ficarem macios mas ainda crocantes. Enquanto os legumes cozinham, aqueça o azeite numa panela e refogue o alho e o gengibre ralado até dourar e perfumado. Adicione o arroz basmati ao alho e gengibre salteados e toste por alguns minutos. Adicione açafrão em pó e misture bem.

Adicione a água quente ao arroz basmati nas proporções indicadas na embalagem e deixe ferver. Reduza o fogo para baixo, tampe a panela e deixe o arroz cozinhar por cerca de 15/20 minutos, até que esteja cozido e todo o líquido seja absorvido. Depois de pronto, desligue o fogo e deixe o arroz basmati tampado por alguns minutos. Sirva o arroz basmati com os legumes cozidos no vapor, guarnecendo se desejar com coentros frescos picados.

ESCRITO COM ABOBRINHA GRELHADA E FETA

Tempo de preparo: 10 minutos

Tempos de cozimento: 30 minutos

Doses para 4 pessoas

Ingredientes

Espelta perolada: 300g

Abobrinhas: 3 médias, cortadas em rodelas finas

Feta: 150g, cortado em cubos

Tomates cereja: 200g, cortados ao meio

Cebola roxa: 1 média, em fatias finas

Salsa fresca: 2 colheres de sopa, picada finamente

Azeite virgem extra: 3 colheres de sopa

Suco de limão: 2 colheres de sopa

Sal e pimenta a gosto

Preparação:

Cozinhe a espelta perolada em água e sal seguindo as instruções da embalagem, até ficar macia, mas ainda al dente. Escorra e deixe esfriar um pouco. Enquanto isso, aqueça uma grelha ou frigideira antiaderente. Grelhe as rodelas de abobrinha até ficarem macias e levemente douradas dos dois lados. Em uma saladeira grande, misture o farro cozido, a abobrinha grelhada, o tomate cereja cortado ao meio, a cebola roxa fatiada e o queijo feta picado. Tempere a salada com azeite virgem extra, suco de limão, sal e pimenta a seu gosto. Misture bem todos os ingredientes até ficar bem temperado. Sirva o espelta.

LINGUINE INTEIRO COM BRÓCOLIS E ANCHOVAS

Tempo de preparo: 10 minutos

Tempos de cozimento: 15 minutos

Doses para 4 pessoas

Ingredientes

Linguine integral: 400g

Brócolis: 1 cacho, dividido em florzinhas

Anchovas em óleo: 8 filés,

finamente picado

Alho: 3 dentes finamente picados

Pimenta fresca: 1,

finamente picado (opcional)

Salsinha: Sal a gosto

2 colheres de sopa, picadas finamente

Azeite virgem extra: 4 colheres de sopa

Preparação:

Cozinhe o linguine integral em bastante água e sal seguindo as instruções da embalagem, até ficar al dente. Nos últimos 5 minutos de cozimento do macarrão, adicione os floretes de brócolis à água do cozimento do linguine e cozinhe até ficar macio. Enquanto isso, em uma panela grande, aqueça o azeite e refogue o alho e a pimenta fresca (se for usar) por alguns minutos. Coloque as anchovas picadas na frigideira e refogue por alguns minutos até que se quebrem e misture com o azeite. Escorra o linguine e os brócolis, reservando um pouco da água do cozimento. Adicione o linguine e os brócolis à panela com as anchovas, acrescentando um pouco de água do cozimento do macarrão se necessário para criar um molho. Adicione sal se necessário. Sirva o linguine integral com brócolis quente e anchovas, guarnecido com salsa fresca picada.

MINESTRONE VEGETAL COM LEGUMES MISTAS

Tempo de preparo: 15 minutos

Tempos de cozimento: 30 minutos

Doses para 4 pessoas

Ingredientes

Abobrinhas: 2 médias, cortadas em cubos

Cenouras: 2 médias, cortadas em cubos

Aipo: 2 talos cortados em cubos

Batatas: 2 médias, descascadas e cortadas em cubos

Tomates frescos: 4 grandes, cortados em cubos

Cebola: 1 média picada

Alho: 3 dentes finamente picados

Canelini em lata: 400g, escorrido e enxaguado

Caldo de legumes: 1 litro

Massa mista (conchas pequenas, ditalini) 100g, Azeite virgem extra: 2 colheres de sopa

Sal e pimenta a gosto

Preparação:

Em uma panela grande, aqueça o azeite e refogue a cebola e o alho até dourar. Adicione as abobrinhas, as cenouras, o aipo e as batatas aos cubos à panela e cozinhe por alguns minutos até começarem a amolecer. Adicione os tomates frescos picados e cozinhe por mais 5 minutos. Despeje o caldo de legumes na panela e deixe ferver. Reduza o fogo e cozinhe o minestrone por cerca de 15/20 minutos ou até que os legumes estejam macios. Adicione o feijão canelini escorrido e o macarrão misturado à panela e continue cozinhando por mais 10 minutos ou até que o macarrão fique al dente. Tempere com sal e pimenta a seu gosto. Sirva o minestrone de legumes com legumes quentes, talvez acompanhado de croutons

QUINOA COM TOMATES E FETA

Tempo de preparo: 10 minutos

Tempos de cozimento: 15 minutos

Doses para 4 pessoas

Ingredientes

Quinua: 1 xícara (200g)

Tomate cereja:

200g, cortado ao meio

Feta: 100g, esfarelado

Salsinha:

2 colheres de sopa picadas

Suco de limão: de meio limão

Azeite extra

virgem: 2 colheres de sopa

Sal e pimenta a gosto

Preparação:

Lave bem a quinoa em água corrente. Cozinhe a quinoa em água levemente salgada seguindo as instruções da embalagem, até ficar macia e absorver toda a água. Em uma tigela grande, misture a quinoa cozida, os tomates cereja cortados ao meio e o queijo feta esfarelado. Tempere com sumo de limão, azeite, salsa fresca picada, sal e pimenta a gosto. Misture bem todos os ingredientes até ficar bem temperado. Sirva a quinoa com tomate cereja e queijo feta como prato principal ou acompanhamento.

TAGLIATELLE DE ABOBRINHA COM MOLHO DE TOMATE FRESCO

Tempo de preparo: 10 minutos

Tempos de cozimento: 10 minutos

Doses para 4 pessoas

Ingredientes

Abobrinha: 4 médias

Tomates maduros: 4

grande, cortado em cubos

Alho: 3 dentes finamente picados

Manjericão fresco: 1

cacho, finamente picado

Azeite extra

virgem: 3 colheres de sopa

Sal e pimenta a gosto

Preparação:

Use um descascador de legumes ou bandolim para cortar a abobrinha em tiras finas, parecidas com tagliatelle. Numa panela, aqueça o azeite e refogue o alho até dourar e cheirar. Adicione os tomates maduros cortados em cubos à panela e cozinhe por cerca de 5/7 minutos, até ficarem macios e formarem um molho. Tempere com sal e pimenta a gosto. Adicione as tiras de abobrinha à panela com o molho de tomate e refogue por cerca de 2/3 minutos, até ficarem bem aquecidas, mas ainda crocantes. Adicione o manjericão fresco picado e misture bem. Sirva o tagliatelle de abobrinha com molho de tomate fresco quente, possivelmente decorado com manjericão fresco adicional.

CEVADA COM ALCACHOFRAS E PECORINO

Tempo de preparo: 10 minutos

Tempos de cozimento: 20 minutos

Doses para 4 pessoas

Ingredientes

Cevada pérola: 300g

Alcachofras: 4 corações de alcachofra, corte em fatias finas

Pecorino ralado: 100g

Salsa fresca: 2 colheres de sopa, picada finamente

Alho: 2 dentes finamente picados

Caldo de legumes: 750ml

Azeite virgem extra: 3 colheres de sopa

Sal e pimenta a gosto

Preparação:

Em uma panela, aqueça o azeite e refogue o alho até dourar e cheirar. Adicione as fatias de alcachofra à frigideira e doure-as por alguns minutos. Adicione a cevada pérola à frigideira e torre levemente por cerca de 2/3 minutos. Aos poucos, adicione o caldo de legumes quente à panela, uma concha de cada vez, mexendo de vez em quando, até que a cevada esteja cozida e tenha absorvido a maior parte do líquido, o que levará cerca de 15/20 minutos. Depois de cozido, adicione sal e pimenta a gosto. Retire a panela do fogo e acrescente o pecorino ralado e a salsa fresca picada. Misture bem até o queijo derreter e os ingredientes ficarem bem misturados. Sirva a cevadinha com alcachofras e pecorino picante, possivelmente enfeitando com um pouco de salsa fresca.

ESPAGUETE DE ABOBRINHA COM PESTO DE ABACATE

Tempo de preparo: 15 minutos

Tempos de cozimento: 0 minutos

Doses para 4 pessoas

Ingredientes

Abobrinha: 4 médias

Abacate maduro: 1 grande

Manjericão fresco: 1 cacho

Amêndoas: 50g, torradas

Suco de limão: a partir de 1 limão

Alho: 1 dente

Azeite extra

virgem: 4 colheres de sopa

Sal e pimenta a gosto

Preparação:

Use um descascador de legumes ou espiralizador para cortar a abobrinha em espaguete. Num processador de alimentos ou liquidificador, misture a polpa do abacate, o manjericão fresco, as amêndoas torradas, o alho, o sumo de limão, o azeite, o sal e a pimenta. Misture até obter uma consistência cremosa. Em uma tigela grande, misture o macarrão de abobrinha com o pesto de abacate e misture delicadamente até que a abobrinha esteja completamente revestida. Sirva o espaguete de abobrinha com pesto de abacate como prato principal ou acompanhamento.

ARROZ INTEGRAL COM PIMENTÕS ASSADOS E QUEIJO FRESCO

Tempo de preparo: 15 minutos

Tempos de cozimento: 30 minutos

Doses para 4 pessoas

Ingredientes

Arroz integral: 300g

Pimentas mistas

(vermelho, amarelo, verde):

3 queijos grandes cortados em tiras

fresco (como mussarela ou ricota):

200g de salsa picada

fresco: 2 colheres de sopa, picadas finamente

Alho: 2 dentes finamente picados

Caldo de legumes: 600ml

Azeite extra

virgem: 3 colheres de sopa

Sal e pimenta a gosto

Preparação:

Pré-aqueça o forno a 200°C. Disponha as tiras de pimentão em uma assadeira forrada com papel manteiga. Tempere com um fio de azeite, sal e pimenta. Leve ao forno por cerca de 20/25 minutos ou até os pimentões ficarem macios e levemente dourados. Enquanto isso, lave o arroz integral em água corrente e escorra. Em uma panela, aqueça o azeite e refogue o alho até dourar e cheirar. Adicione o arroz integral à panela e torre levemente por alguns minutos.

Adicione o caldo de legumes quente à panela, deixe ferver, depois reduza o fogo e cozinhe, tampado, por cerca de 25/30 minutos ou até que o arroz esteja cozido e tenha absorvido o líquido. Depois de cozido, desligue o fogo e deixe o arroz descansar por alguns minutos. Combine os pimentos assados com o arroz, junte o queijo fresco picado e a salsa fresca picada. Misture delicadamente até que os ingredientes estejam bem combinados. Sirva o arroz integral com pimentão assado e cream cheese quente.

PENNE DE TRIGO INTEGRAL COM COUVE-FLOR ESPECIFICAÇÃO CRISPY

Tempo de preparo: 15 minutos

Tempos de cozimento: 20 minutos

Doses para 4 pessoas

Ingredientes

Penne integral: 400g

Couve-flor: 1 média,

dividido em florzinhas

Speck: 100g, cortado em tiras

Alho: 2 dentes finamente picados

Parmesão ralado: 50g

Azeite extra

virgem: 3 colheres de sopa

Sal e pimenta a gosto

Preparação:

Cozinhe o penne integral em bastante água e sal seguindo as instruções da embalagem, até ficar al dente. Escorra-os e reserve. Enquanto isso, em uma panela grande, aqueça um pouco de azeite e doure o grão crocante. Retire da panela e reserve. Na mesma panela, adicione um pouco mais de azeite e refogue o alho até dourar e cheirar. Adicione os floretes de couve-flor à frigideira e refogue por alguns minutos até ficarem macios, mas ainda crocantes. Adicione o penne integral à panela com a couve-flor e, em seguida, adicione o grão crocante. Tempere com sal e pimenta a gosto e misture bem todos os ingredientes. Sirva o penne integral com couve-flor e grão crocante, polvilhado com parmesão ralado na hora.

ARROZ VENERE COM LEGUMES GRELHADOS E AZEITONAS VERDES

Tempo de preparo: 15 minutos

Tempos de cozimento: 30 minutos

Doses para 4 pessoas

Ingredientes

Arroz Venere: 320g

Legumes mistos para grelhar

(pimentão, berinjela, abobrinha):

500g, cortado em pedaços

Azeitonas verdes sem caroço: 100g

Tomates cereja: 200g, cortados ao meio

Alho: 3 dentes finamente picados

Manjericão fresco: 1 cacho picado

Caldo de legumes: 750ml

Azeite virgem extra: 4 colheres de sopa

Sal e pimenta a gosto

Preparação:

Pré-aqueça uma grelha ou assadeira em fogo médio-alto. Grelhe os vegetais misturados até ficarem macios e levemente carbonizados e reserve. Em uma panela, aqueça o azeite e refogue o alho até dourar e cheirar. Adicione o arroz Venere à frigideira e torre levemente por alguns minutos. Aos poucos, adicione o caldo de legumes quente na panela, uma concha de cada vez, mexendo de vez em quando, até que o arroz esteja cozido e tenha absorvido o líquido, levará cerca de 25/30 minutos. Depois de cozido, adicione sal e pimenta a gosto. Adicione os legumes grelhados, as azeitonas verdes sem caroço e os tomates cereja cortados ao meio na panela com o arroz Venere. Misture delicadamente até que os ingredientes estejam bem combinados. Sirva o arroz Venere com legumes grelhados e azeitonas verdes quentes, guarnecido com manjericão fresco picado.

RISOTO INTEIRO COM ESPARGOS E PARMESÃO

Tempo de preparo: 10 minutos

Tempos de cozimento: 25 minutos

Doses para 4 pessoas

Ingredientes

Arroz integral: 300g

Espargos: 1 cacho cortado em pedaços

Cebola: 1 média, picadinha

Caldo de legumes: 1 litro

Vinho branco seco: 125ml

Parmesão ralado: 100g

Manteiga: 2 colheres de sopa

Azeite virgem extra: 2 colheres de sopa

Sal e pimenta a gosto

Preparação:

Em uma panela, leve o caldo de legumes
para ferver, reduza o fogo e mantenha
aquecido. Em uma frigideira grande, aqueça
o azeite e a manteiga em fogo médio.
Adicione a cebola picada e frite até ficar
transparente. Adicione o arroz integral à
panela com a cebola e toste levemente por
alguns minutos. Adicione o vinho branco
seco ao arroz e mexa até absorver. Comece
adicionando o caldo de legumes quente ao
arroz, uma concha de cada vez, mexendo de
vez em quando e esperando que seja
absorvido antes de adicionar a próxima.
Após cerca de 15 minutos, acrescente os
aspargos ao risoto e continue cozinhando até
que o arroz esteja cozido, acrescente o
parmesão e sirva quente.

MASSA INTEIRA COM BERINGELA E TOMATE SECO

Tempo de preparo: 15 minutos

Tempos de cozimento: 20 minutos

Doses para 4 pessoas

Ingredientes

Massa integral: 400g

Berinjela: 2 médias, cortadas em cubos

Tomates secos: 100g, demolhados

em água quente por 10 minutos e escorra

Alho: 3 dentes finamente picados

Pimenta vermelha fresca: 1 peça,

finamente picado (opcional)

Salsa fresca: 2

colheres, finamente picadas

Azeite virgem extra: 4 colheres de sopa

Sal e pimenta a gosto

Preparação:

Cozinhe o macarrão integral em bastante água e sal seguindo as instruções da embalagem, até ficar al dente. Escorra e reserve. Em uma frigideira grande, aqueça o azeite e refogue o alho e a pimenta (se for usar) até dourar e cheirar. Adicione as berinjelas em cubos à panela e cozinhe até ficarem macias e levemente douradas. Adicione os tomates secos encharcados e escorridos à panela com as berinjelas e cozinhe por mais 5 minutos. Tempere com sal e pimenta a seu gosto. Adicione a massa integral à frigideira com as beringelas e os tomates secos. Misture bem todos os ingredientes até a massa ficar bem temperada. Sirva a massa integral com beringelas e tomates secos, polvilhados com salsa fresca picada.

SOPA DE ESPELTA E LEGUMES DA SAZÃO

Tempo de preparo: 15 minutos

Tempos de cozimento: 40 minutos

Doses para 4 pessoas

Ingredientes

Espelta perolada: 200g

Legumes sazonais

(como cenoura, aipo, batata,

abobrinhas): 500g, cortadas em cubos

Cebola: 1 média, picadinha

Caldo de legumes: 1 litro

Salsinha:

2 colheres de sopa, picadas finamente

Azeite virgem extra: 2 colheres de sopa

Sal e pimenta a gosto

Preparação:

Em uma panela grande, aqueça o azeite e refogue a cebola até ficar translúcida. Adicione os legumes da estação em cubos à frigideira e doure-os por alguns minutos. Adicione a espelta perolada à frigideira com os legumes e toste levemente por alguns minutos. Despeje o caldo de legumes quente na panela, deixe ferver, depois reduza o fogo e cozinhe, tampado, por cerca de 30/35 minutos ou até que a espelta esteja cozida e os legumes macios. Tempere com sal e pimenta a gosto. Sirva a sopa de legumes de espelta e da estação quente, guarnecida com salsa fresca picada.

LINGUINE INTEIRO COM AMÊIJOAS E TOMATE

Tempo de preparo: 15 minutos

Tempos de cozimento: 15 minutos

Doses para 4 pessoas

Ingredientes (em gramas):

Linguine integral: 400g

Amêijoas frescas: 500g, descascadas e limpas

Tomates cereja: 200g, cortados ao meio

Alho: 4 dentes finamente picados

Pimenta fresca: 1 peça,

finamente picado (opcional)

Salsa fresca: 3

colheres, finamente picadas

Vinho branco seco: 125ml

Azeite virgem extra: 4 colheres de sopa

Sal a gosto

Preparação:

Cozinhe o linguine integral em bastante água e sal seguindo as instruções da embalagem, até ficar al dente. Escorra-os e reserve. Em uma frigideira grande, aqueça o azeite e refogue o alho e a pimenta (se for usar) até dourar e cheirar. Adicione as amêijoas à frigideira e cozinhe-as em lume médio-alto até abrirem. Adicione os tomates cereja cortados ao meio à frigideira com as amêijoas e refogue por alguns minutos. Despeje o vinho branco seco e deixe o álcool evaporar. Adicione sal de acordo com seu gosto. Adicione o linguine integral à frigideira com as amêijoas e os tomates cereja. Misture bem todos os ingredientes até a massa ficar bem temperada. Sirva o linguine integral com amêijoas e tomate cereja, guarnecido com salsa fresca picada.

SALADA DE MASSA INTEIRA COM ATUM E AZEITONAS

Tempo de preparo: 15 minutos

Tempos de cozimento: 10 minutos

Doses para 4 pessoas

Ingredientes (em gramas):

Massa curta integral

(penne, fusilli, etc.): 400g

Atum em óleo: 200g, escorrido

Azeitonas pretas sem caroço: 100g

Tomates cereja: 200g, cortados ao meio

Pepinos em conserva: 4/5, fatiados

Cebola roxa: 1 pequena em fatias finas

Salsa fresca: 3 colheres de sopa, picada finamente

Suco de limão: a partir de 1 limão

Azeite virgem extra: 4 colheres de sopa

Sal e pimenta a gosto

Preparação:

Cozinhe o macarrão integral em bastante água e sal seguindo as instruções da embalagem, até ficar al dente. Escorra e enxágue em água fria para interromper o cozimento. Em uma tigela grande, misture o macarrão de trigo integral com o atum escorrido, as azeitonas pretas sem caroço, os tomates cereja cortados ao meio, os pepinos em conserva fatiados e a cebola roxa fatiada. Adicione pimenta fresca picada (se for usar) e salsa fresca picada. Tempere a salada de macarrão com suco de limão, azeite e sirva.

ARROZ PRETO COM ABACATE E MILHO

Tempo de preparo: 15 minutos

Tempos de cozimento: 40 minutos

Doses para 4 pessoas

Ingredientes

Arroz preto: 320g

Abacate maduro: 2,

descascado e cortado em cubos

Milho doce: 200g, escorrido

Cebola roxa: 1 média,

finamente picado

Suco de limão: a partir de 2 limões

Coentro fresco: 4

colheres, finamente picadas

Azeite virgem extra: 3 colheres de sopa

Sal e pimenta a gosto

Preparação:

Em uma panela, cozinhe o arroz preto conforme as instruções da embalagem até ficar al dente. Escorra e reserve. Em uma tigela grande, misture o arroz preto cozido, o abacate picado e o milho doce escorrido. Adicione a cebola roxa picada e o coentro fresco à mistura de arroz, abacate e milho. Esprema o suco de limão sobre a salada e acrescente o azeite. Mexa delicadamente para combinar todos os ingredientes. Tempere com sal e pimenta a seu gosto. Sirva arroz preto com abacate e milho como acompanhamento ou prato principal.

ESPELTA COM ABOBRINHA E TOMATES SECO

Tempo de preparo: 15 minutos

Tempos de cozimento: 30 minutos

Doses para 4 pessoas

Ingredientes

Espelta perolada: 300g

Abobrinhas: 3 médias, cortadas em cubos

Tomates secos: 100g, embebidos em

água quente por 10 minutos e escorrido

Cebola: 1 média, picadinha

Alho: 3 dentes finamente picados, Salsinha:

3 colheres de sopa, finamente picadas

Caldo de legumes: 750ml

Azeite virgem extra: 3 colheres de sopa

Sal e pimenta a gosto

Preparação:

Em uma panela, leve o caldo de legumes para ferver e depois reduza o fogo para mantê-lo aquecido. Em uma frigideira grande, aqueça o azeite e refogue o alho e a cebola até dourar e cheirar. Adicione as abobrinhas cortadas em cubos à panela e cozinhe até ficarem macias, mas ainda crocantes. Adicione a espelta perolada à frigideira com as abobrinhas e toste levemente por alguns minutos. Aos poucos, despeje o caldo de legumes quente na panela, uma concha de cada vez, mexendo de vez em quando, até que a espelta esteja cozida al dente e tenha absorvido o líquido, isso levará cerca de 25/30 minutos. Corte os tomates secos demolhados em tiras e coloque-os na frigideira com a espelta e as abobrinhas. Tempere com sal e pimenta a seu gosto. Sirva a espelta com abobrinha e tomate seco quente, guarnecida com salsa fresca picada.

ESPAGUETE DE ARROZ COM CAMARÕES E ABOBRINHA

Tempo de preparo: 15 minutos

Tempos de cozimento: 15 minutos

Doses para 4 pessoas

Ingredientes

Espaguete de arroz: 400g

Camarões descascados: 300g

Abobrinha: 2 médias, cortadas em cubos

Alho: 3 dentes finamente picados

Pimenta fresca: 1 peça,

finamente picado (opcional)

Salsa fresca: 3

colheres, finamente picadas

Azeite virgem extra: 4 colheres de sopa

Suco de limão: a partir de 1 limão

Sal e pimenta a gosto

Preparação:

Cozinhe o espaguete de arroz em bastante água e sal seguindo as instruções da embalagem, até ficarem al dente. Escorra-os e reserve. Em uma frigideira grande, aqueça o azeite e refogue o alho e a pimenta (se for usar) até dourar e cheirar. Adicione os camarões descascados à panela e cozinhe até ficarem rosados e totalmente cozidos. Adicione as abobrinhas cortadas em cubos à frigideira com os camarões e cozinhe até ficarem macias, mas ainda crocantes. Esprema o suco de limão sobre os camarões e as abobrinhas. Adicione o macarrão de arroz à panela com os camarões e as abobrinhas. Misture bem todos os ingredientes até a massa ficar bem temperada. Tempere com sal e pimenta a seu gosto. Sirva o espaguete de arroz com camarões e abobrinhas, guarnecido com salsa fresca picada.

PENNE DE TRIGO INTEGRAL COM BERINJELA ASSADA E MUSSARELA

Tempo de preparo: 20 minutos

Tempos de cozimento: 30 minutos

Doses para 4 pessoas

Ingredientes

Penne integral: 400g

Berinjela: 2 médias, cortadas em cubos

Mussarela: 200g cortada em cubos

Tomates pelados: 400g, picados

Alho: 3 dentes finamente picados

Manjericão fresco: 1 cacho,

finamente picado

Parmesão ralado: 100g

Azeite virgem extra: 4 colheres de sopa

Sal e pimenta a gosto

Preparação:

Cozinhe o penne integral em bastante água e sal seguindo as instruções da embalagem, até ficar al dente. Escorra-os e reserve. Pré-aqueça o forno a 180°C. Coloque os cubos de beringela num tabuleiro e tempere com azeite, sal e pimenta. Leve ao forno por cerca de 20/25 minutos ou até ficar macio e levemente dourado. Numa panela, aqueça um pouco de azeite e frite o alho até dourar. Adicione os tomates pelados e cozinhe por cerca de 10 minutos, depois tempere com sal e pimenta. Adicione as beringelas ao molho de tomate e misture bem. Adicione o penne integral cozido na panela com as berinjelas e o molho. Adicione a mussarela em cubos e mexa até que a mussarela comece a derreter. Sirva o penne integral com berinjela e mussarela.

CEVADA COM PIMENTÃS E FETA

Tempo de preparo: 10 minutos

Tempos de cozimento: 25 minutos

Doses para 4 pessoas

Ingredientes

Cevada pérola: 300g

Pimentões mistos (vermelho, amarelo, verde):

3 pedaços, cortados em cubos

Feta: 200g, cortado em cubos

Cebola roxa: 1 média, picadinha

Alho: 2 dentes finamente picados

Caldo de legumes: 750ml

Salsinha:

3 colheres de sopa, finamente picadas

Azeite virgem extra: 3 colheres de sopa

Sal e pimenta a gosto

Preparação:

Em uma panela, leve o caldo de legumes para ferver e depois reduza o fogo para mantê-lo aquecido. Em uma frigideira grande, aqueça o azeite e refogue o alho e a cebola até dourar e cheirar. Adicione os pimentões em cubos à panela e cozinhe até ficarem macios, mas ainda crocantes. Adicione a cevada pérola à frigidcira com os pimentões e toste levemente por alguns minutos. Aos poucos, despeje o caldo de legumes quente na panela, uma concha de cada vez, mexendo de vez em quando, até que a cevada esteja cozida al dente e tenha absorvido o líquido, isso levará cerca de 20/25 minutos. Assim que o orzo estiver cozido, adicione o queijo feta em cubos e a salsa fresca picada. Misture bem todos os ingredientes. Tempere com sal e pimenta a seu gosto. Sirva a cevadinha com pimentão e queijo feta quente.

ARROZ INTEGRAL COM ERVILHAS E PRESUNTO CRU

Tempo de preparo: 10 minutos

Tempos de cozimento: 25 minutos

Doses para 4 pessoas

Ingredientes

Arroz integral: 320g

Ervilhas frescas ou congeladas: 200g

Presunto cru: 100g,

corte em tiras finas

Cebola: 1 média, picadinha

Caldo de legumes: 750ml

Salsinha:

3 colheres de sopa, finamente picadas

Manteiga: 2 colheres de sopa

Azeite virgem extra: 2 colheres de sopa

Sal e pimenta a gosto

Preparação:

Em uma panela, leve o caldo de legumes para ferver e depois reduza o fogo para mantê-lo aquecido. Numa frigideira, derreta a manteiga com o azeite e frite a cebola até ficar transparente. Adicione o arroz integral à panela com a cebola e toste levemente por alguns minutos. Aos poucos, despeje o caldo de legumes quente na panela, uma concha de cada vez, mexendo de vez em quando, até que o arroz esteja cozido al dente e tenha absorvido o líquido, isso levará cerca de 20/25 minutos. Adicione ervilhas frescas ou congeladas à panela com o arroz durante os últimos 5 minutos de cozimento. Depois de cozido o arroz, junte as tiras de presunto cru e a salsa fresca picada. Misture bem todos os ingredientes. Tempere com sal e pimenta a seu gosto. Sirva o arroz integral com ervilhas e presunto cru.

TAGLIATELLE DE CENOURA COM PESTO DE AMÊNDOA

Tempo de preparo: 15 minutos

Tempos de cozimento: 10 minutos

Doses para 4 pessoas

Ingredientes

Tagliatelle de cenoura: 400g

Amêndoas: 100g, torradas

Manjericão fresco: 1 cacho

Alho: 2 dentes

Parmesão ralado: 50g

Azeite extra

virgem: 4 colheres de sopa

Sal e pimenta a gosto

Preparação:

Cozinhe o tagliatelle de cenoura em bastante água e sal seguindo as instruções da embalagem, até ficar al dente. Escorra-os e reserve. Enquanto isso, prepare o pesto de amêndoas. No liquidificador, misture as amêndoas torradas, o manjericão fresco, o alho, o parmesão ralado e o azeite. Misture até obter uma consistência lisa. Tempere com sal e pimenta a gosto. Tempere o tagliatelle de cenoura com o pesto de amêndoa preparado. Misture bem para distribuir uniformemente o pesto sobre o tagliatelle. Sirva o tagliatelle de cenoura com pesto de amêndoa quente, guarnecido com amêndoas picadas e folhas frescas de manjericão.

ESPELTA COM GRÃO DE BICO E TOMATES

Tempo de preparo: 10 minutos

Tempos de cozimento: 30 minutos

Doses para 4 pessoas

Ingredientes

Soletrado: 300g

Grão de bico cozido: 400g, escorrido e enxaguado

Tomate cereja:

250g, cortado ao meio

Cebola roxa: 1 média,

fatiado em fatias finas

Alho: 2 dentes finamente picados

Salsinha:

3 colheres de sopa, finamente picadas

Caldo de legumes: 750ml

Azeite virgem extra: 3 colheres de sopa

Sal e pimenta a gosto

Preparação:

Em uma panela, leve o caldo de legumes para ferver e depois reduza o fogo para mantê-lo aquecido. Numa panela, aqueça o azeite e refogue o alho e a cebola roxa até dourar e cheirar. Adicione os tomates cereja cortados ao meio na panela com o alho e a cebola e cozinhe até ficarem levemente macios. Adicionc o grão de bico cozido à panela com os tomates cereja e misture bem. Adicione a espelta à frigideira com o tomate cereja e o grão de bico. Aos poucos, despeje o caldo de legumes quente na panela, uma concha dc cada vez, mexendo de vez em quando, até que a espelta esteja cozida al dente e tenha absorvido o líquido, isso levará cerca de 25/30 minutos. Tempere com sal e pimenta a seu gosto. Sirva a espelta com grão de bico e tomate cereja quente, guarnecida com salsa fresca picada.

RECEITAS
SEGUNDOS PRATOS

SALMÃO GRELHADO COM ESPARGOS NO VAPOR

Tempo de preparo: 10 minutos

Tempos de cozimento: 15 minutos

Doses para 4 pessoas

Ingredientes

Salmão: 4 filés,

aproximadamente 150g cada

Espargos: 500g,

lavado e picado

Azeite extra

virgem: 4 colheres de sopa

Suco de limão: a partir de 1 limão

Sal e pimenta a gosto

Preparação:

Pré-aqueça a grelha em fogo médio-alto.
Tempere os filés de salmão com azeite, sumo
de limão, sal e pimenta. Grelhe o salmão por
cerca de 5/7 minutos de cada lado ou até
ficar cozido. Enquanto isso, prepare os
aspargos cozidos no vapor. Coloque os
aspargos em uma panela a vapor e cozinhe
por aproximadamente 5/7 minutos ou até
ficarem macios, mas ainda crocantes.
Tempere os espargos com um fio de azeite,
sal e pimenta. Sirva o salmão grelhado com
aspargos cozidos no vapor como
acompanhamento.

FRANGO GRELHADO COM ALCACHOFRAS E PIMENTÕS ASSADOS

Tempo de preparo: 20 minutos

Tempos de cozimento: 25 minutos

Doses para 4 pessoas

Ingredientes

Peito de frango: 4 peças,

corte em fatias finas

Alcachofras: 4 corações de alcachofra,

limpo e cortado em fatias

Pimentões vermelhos e amarelos:

2 pedaços cortados em tiras

Azeite virgem extra: 4 colheres de sopa

Suco de limão: a partir de 1 limão

Alho: 3 dentes finamente picados

Alecrim fresco:

2 raminhos picados finamente

Sal e pimenta a gosto

Preparação:

Pré-aqueça a grelha em fogo médio-alto. Tempere as fatias de peito de frango com azeite, sumo de limão, alho, alecrim, sal e pimenta. Grelhe o frango por cerca de 5 a 6 minutos de cada lado ou até estar cozido. Enquanto o frango cozinha, grelhe os corações de alcachofra e as tiras de pimentão até ficarem macios e levemente dourados. Tempere as alcachofras e os pimentos com um fio de azeite, sumo de limão, sal e pimenta. Sirva o frango grelhado com alcachofras e pimentões assados ao lado.

ESPETOS DE CAMARÃO

MISTA DE LEGUMES

Tempo de preparo: 20 minutos

Tempos de cozimento: 10 minutos

Doses para 4 pessoas

Ingredientes:

Camarões grandes, descascados

e limpo: 16 peças

Abobrinha: 2 médias picadas

em arruelas grossas

Pimentas (vermelhas, verdes, amarelas):

2, corte em cubos

Cebola roxa: 1 grande,

corte em fatias

Tomates cereja: 16, inteiros

Azeite virgem extra: 4 colheres de sopa

Suco de limão: 2 colheres de sopa

Sal e pimenta a gosto

Preparação:

Pré-aqueça a grelha ou churrasqueira em fogo médio-alto. Passe os camarões e os legumes alternadamente nos espetos. Pincele os espetos com azeite e sumo de limão e tempere com sal e pimenta. Cozinhe os espetos na grelha aquecida por cerca de 3 a 4 minutos de cada lado ou até que os camarões fiquem rosados e os vegetais macios. Sirva quente e saboreie os deliciosos espetinhos de camarão e mix de legumes.

COSTELETAS DE PORCO COM ALCACHOFRAS E BATATAS ASSADAS

Tempo de preparo: 20 minutos

Tempos de cozimento: 1 hora

Doses para 4 pessoas

Ingredientes:

Costeletas de porco: 4 peças (150g cada)

Alcachofras: 4 corações, limpos e cortados em rodelas

Batatas: 4 médias, descascadas

e corte em fatias

Alho: 4 dentes finamente picados

Alecrim fresco: 2 raminhos, finamente picado

Caldo de galinha: 1 xícara

Azeite virgem extra: 4 colheres de sopa

Sal e pimenta a gosto

Preparação:

Pré-aqueça o forno a 180°C. Faça incisões nas costeletas de porco e tempere-as com sal, pimenta, alho e alecrim. Disponha as rodelas de alcachofra e batata em uma assadeira e coloque as costeletas de porco por cima dos legumes. Despeje o caldo de galinha na assadeira e regue com azeite. Cubra a assadeira com papel alumínio e leve ao forno pré-aquecido por cerca de 45 minutos. Retire o papel alumínio e continue cozinhando por mais 15 a 20 minutos ou até que as costeletas de porco estejam douradas e macias. Sirva costeletas de porco quentes com alcachofras e batatas assadas.

BACALHAU EM PAPEL ALUMÍNIO COM ESPARGOS E TOMATES

Tempo de preparo: 15 minutos

Tempos de cozimento: 20 minutos

Doses para 4 pessoas

Ingredientes:

Filetes de bacalhau:

4 unidades (200g cada)

Espargos: 12, limpos

e corte em pedaços

Tomate cereja:

200g, cortado ao meio

Alho: 2 dentes finamente picados

Salsinha:

2 colheres de sopa, picadas finamente

Azeite virgem extra: 4 colheres de sopa

Suco de limão: 2 colheres de sopa

Sal e pimenta a gosto

Preparação:

Pré-aqueça o forno a 200°C. Corte 4 folhas de papel manteiga, uma para cada filé de bacalhau. Distribua os aspargos e os tomates cereja em cada folha de papel manteiga. Coloque um filé de bacalhau em cada cama de legumes. Tempere o peixe e os legumes com alho picado, salsa fresca, azeite, sumo de limão, sal e pimenta. Feche os pacotes, formando envelopes bem fechados. Coloque os embrulhos num tabuleiro e leve ao forno durante cerca de 15/20 minutos ou até o peixe estar cozinhado e os legumes macios. Sirva o bacalhau em papel alumínio quente diretamente nas embalagens.

OMELETE DE ALCACHOFRA E ESPINAFRE

Tempo de preparo: 15 minutos

Tempos de cozimento: 15 minutos

Doses para 4 pessoas

Ingredientes:

Ovos: 6

Alcachofras: 2, limpas e

corte em fatias finas

Espinafre fresco: 200g, lavado e picado

Cebola: 1 média, picadinha

Queijo ralado: 50g

(pecorino ou parmesão)

Azeite virgem extra: 2 colheres de sopa

Sal e pimenta a gosto

Preparação:

Numa frigideira antiaderente, aqueça o azeite e frite a cebola até ficar transparente. Adicione as alcachofras fatiadas e cozinhe até ficarem macias. Adicione o espinafre picado e cozinhe até murchar e liberar o líquido. Numa tigela, bata os ovos com o queijo ralado, o sal e a pimenta. Despeje a mistura de ovos sobre os legumes na panela. Cozinhe em fogo médio-baixo por cerca de 10/15 minutos ou até que a omelete esteja cozida e dourada nas bordas. Use uma espátula para levantar as bordas da omelete e permitir que o líquido cru escorra por baixo delas. Depois de cozida, coloque a omelete em um prato de servir e corte-a em fatias antes de servir.

FILÉ DE CARNE COM ESPARGOS PAN SAUTERADOS

Tempo de preparo: 10 minutos

Tempos de cozimento: 15 minutos

Doses para 4 pessoas

Ingredientes:

Filé de carne: 4 peças,

(cerca de 150g cada)

Espargos: 400g,

lavado e cortado em pedaços

Alho: 2 dentes finamente picados

Azeite virgem extra: 4 colheres de sopa

Suco de limão: 2 colheres de sopa

Sal e pimenta a gosto

Preparação:

Aqueça uma frigideira antiaderente em fogo médio-alto. Tempere os filés de carne com sal, pimenta e suco de limão. Adicione duas colheres de sopa de azeite à panela e aqueça. Cozinhe os lombinhos de carne na panela por cerca de 3 a 4 minutos de cada lado para mal passado ou até atingirem o ponto desejado. Retire da panela e deixe descansar. Na mesma panela, adicione mais duas colheres de azeite e o alho picado. Adicione os aspargos cortados à frigideira e refogue por cerca de 5/7 minutos ou até ficarem macios, mas ainda crocantes. Tempere os aspargos com sal e pimenta a gosto. Sirva os filés de carne com os aspargos fritos como acompanhamento.

LINGUADO ASSADO COM ALCACHOFRAS E AZEITONAS

Tempo de preparo: 15 minutos

Tempos de cozimento: 20 minutos

Doses para 4 pessoas

Ingredientes:

Linguado: 4 filés (cerca de 200g cada)

Alcachofras: 4 corações, limpos e cortados em rodelas

Azeitonas pretas: 1/2 xícara,

sem caroço e cortado em rodelas

Alho: 3 dentes finamente picados

Salsinha:

2 colheres de sopa, picadas finamente

Vinho branco seco: 1/4 xícara

Azeite virgem extra: 4 colheres de sopa

Sal e pimenta a gosto 6.

Preparação:

Pré-aqueça o forno a 180°C. Numa frigideira, aqueça duas colheres de azeite e junte os dentes de alho picados e as alcachofras fatiadas. Cozinhe até que as alcachofras estejam macias. Adicione as azeitonas sem caroço e a salsa fresca picada e misture com o vinho branco. Deixe o álcool evaporar. Coloque os filés de linguado num tabuleiro ligeiramente untado com azeite. Tempere com sal e pimenta. Despeje a mistura de alcachofra, azeitona e vinho sobre os filés. Cubra a panela com papel alumínio e leve ao forno por cerca de 15/20 minutos, ou até que o linguado esteja cozido e lasque facilmente com um garfo. Sirva quente o linguado assado com alcachofras e azeitonas, acompanhado de um acompanhamento à sua escolha.

ROLOS DE FRANGO COM ESPARGOS E QUEIJO

Tempo de preparo: 20 minutos

Tempos de cozimento: 25 minutos

Doses para 4 pessoas

Ingredientes:

Peito de frango: 4 fatias finas

Espargos: 16 dicas,

limpo e branqueado

Queijo fatiado (tipo

provola ou fontina): 4 fatias

Azeite extra

virgem: 4 colheres de sopa

Sal e pimenta a gosto

Preparação:

Pré-aqueça o forno a 180°C. Coloque uma fatia de queijo em cada fatia de peito de frango. Adicione 4 pontas de aspargos a cada fatia de queijo. Enrole as fatias de peito de frango em volta dos aspargos e do queijo para formar os rolinhos. Prenda os rolinhos com palitos. Aqueça o azeite em uma frigideira antiaderente em fogo médio-alto. Doure os rolinhos de frango por todos os lados até dourar. Transfira os rolinhos para uma assadeira e leve ao forno por cerca de 15 a 20 minutos ou até que o frango esteja cozido. Retire os palitos antes de servir. Você pode adicionar sal e pimenta a gosto antes de servir.

MISTA DE LEGUMES GRELHADOS COM PEITO DE FRANGO

Tempo de preparo: 20 minutos

Tempos de cozimento: 15 minutos

Doses para 4 pessoas

Ingredientes:

Peito de frango: 4 filés

Abobrinhas: 2, cortadas em fatias longas

Pimentas (vermelhas, amarelas, verdes): 2, corte em tiras

Berinjela: 1, fatiada

Cogumelos: 200g, cortados em rodelas

Azeite virgem extra: 4 colheres de sopa

Alho: 2 dentes finamente picados

Salsinha:

2 colheres de sopa, picadas finamente

Sal e pimenta a gosto

 Preparação:

Aqueça uma grelha ou frigideira em fogo médio-alto. Tempere os filés de peito de frango com azeite, alho picado, salsa, sal e pimenta. Grelhe os filés de frango por cerca de 6 a 8 minutos de cada lado ou até que estejam cozidos e com listras bonitas. Entretanto, grelhe também os legumes temperados com azeite, sal e pimenta durante cerca de 4/5 minutos de cada lado ou até ficarem macios e ligeiramente dourados. Sirva peitos de frango grelhados com legumes grelhados como acompanhamento.

BACALHAU COM ALCACHOFRAS E TOMATES

Tempo de preparo: 20 minutos

Tempos de cozimento: 25 minutos

Doses para 4 pessoas

Ingredientes:

Filetes de bacalhau: 4 peças,

encharcado e limpo (cerca de 200g cada)

Alcachofras: 4 corações, limpos e cortados em fatias

Tomates cereja: 200g, cortados ao meio

Alho: 3 dentes finamente picados

Salsinha:

2 colheres de sopa, picadas finamente

Vinho branco seco: 1/4 xícara

Azeite virgem extra: 4 colheres de sopa

Sal e pimenta a gosto

Preparação:

Numa frigideira grande, aqueça duas colheres de azeite e acrescente os dentes de alho picados. Adicione os corações de alcachofra picados e os tomates cereja. Cozinhe em fogo médio-baixo até que as alcachofras fiquem macias e os tomates cereja comecem a liberar o suco. Adicione o vinho branco e deixe o álcool evaporar. Em outra panela, aqueça as duas colheres restantes de azeite e cozinhe os filés de bacalhau dos dois lados até dourar. Adicione os filetes de bacalhau à frigideira com as alcachofras e os tomates cereja. Polvilhe com salsa fresca picada e tempere com sal e pimenta. Continue cozinhando em fogo médio por mais 5 a 7 minutos ou até que o peixe esteja totalmente cozido e os vegetais macios. Sirva o bacalhau com alcachofras e tomate cereja quente, acompanhado de pão crocante ou acompanhamento à sua escolha.

ESCALOPPINA DE VITELA COM ESPARGOS E LIMÃO

Tempo de preparo: 15 minutos

Tempos de cozimento: 15 minutos

Doses para 4 pessoas

Ingredientes:

Vieiras de vitela: 8 peças, finas

Espargos: 20 dicas,

limpe e corte ao meio

Limão: 1, suco e

raspas raladas

Caldo de carne: 1/2 xícara

Farinha: 4 colheres de sopa

Manteiga: 4 colheres de sopa

Sal e pimenta a gosto

Preparação:

Salgue e apimente os escalopes de vitela e passe-os na farinha. Em uma frigideira grande, derreta a manteiga em fogo médio-alto. Adicione os escalopes de vitela e cozinhe-os durante 2/3 minutos de cada lado, ou até dourarem. Retire as vieiras da frigideira e reserve. Na mesma panela, adicione as pontas dos aspargos e refogue por 3/4 minutos, até ficarem macios. Adicione o suco e as raspas de limão e o caldo de carne. Coloque as vieiras de volta na panela e cozinhe por mais 2/3 minutos, para que fiquem saborosas com o molho. Sirva os escalopes de vitela com os espargos quentes e o molho de limão.

SALMÃO EM CROSTA DE AMÊNDOA E ALCACHOFRAS NO VAPOR

Tempo de preparo: 15 minutos

Tempos de cozimento: 20 minutos

Doses para 4 pessoas

Ingredientes:

Filetes de salmão: 4 peças

(cerca de 200g cada)

Amêndoas picadas: 1/2 xícara

Salsinha:

2 colheres de sopa, picadas finamente

Raspas de limão raladas: a partir de 1 limão

Azeite virgem extra: 4 colheres de sopa

Alcachofras: 4, limpas e cortadas em rodelas

Suco de limão: a partir de 1 limão

Sal e pimenta a gosto

Preparação:

Pré-aqueça o forno a 200°C. Numa tigela, misture as amêndoas picadas, a salsa fresca picada e as raspas de limão raladas. Cubra levemente os filés de salmão com um pouco de azeite. Polvilhe a crosta de amêndoa uniformemente sobre os filés de salmão. Coloque os filés de salmão num tabuleiro forrado com papel manteiga. Leve ao forno por cerca de 12/15 minutos ou até que o salmão esteja cozido e a crosta dourada. Enquanto isso, leve uma panela com água levemente salgada para ferver. Adicione as alcachofras fatiadas e cozinhe no vapor por cerca de 8/10 minutos ou até ficarem macias. Escorra e tempere com suco de limão, sal e pimenta. Sirva o salmão com crosta de amêndoa e as alcachofras cozidas no vapor como acompanhamento.

ALMÔNDEGAS DE CARNE MISTA COM ABOBRINHA E CENOURA

Tempo de preparo: 20 minutos

Tempos de cozimento: 25 minutos

Doses para 4 pessoas

Ingredientes:

Carne picada mista

(bovina e suína): 500g

Abobrinha: 2 médias, raladas

Cenouras: 2 médias, raladas

Ovos: 2

Pão ralado: 1/2 xícara

Queijo ralado: 1/4 xícara

Salsinha:

2 colheres de sopa, picadas finamente

Alho: 2 dentes finamente picados

Sal e pimenta a gosto

Azeite virgem extra:

para untar a panela

Preparação:

Pré-aqueça o forno a 200°C e unte levemente uma assadeira com azeite. Em uma tigela grande, misture a carne moída, a abobrinha ralada, a cenoura ralada, os ovos, o pão ralado, o queijo ralado, a salsa fresca picada, o alho picado, o sal e a pimenta. Molde almôndegas com as mãos e coloque-as na assadeira preparada. Asse no forno pré-aquecido por cerca de 20/25 minutos ou até que as almôndegas estejam douradas e totalmente cozidas. Sirva as almôndegas mistas com abobrinhas e cenouras quentes como prato principal ou acompanhamento, conforme desejar.

PEIXE ESPADA GRELHADO COM ESPARGOS E MOLHO DE LIMÃO

Tempo de preparo: 15 minutos

Tempos de cozimento: 10/12 minutos

Doses para 4 pessoas

Ingredientes:

Filetes de espadarte: 4 peças

(cerca de 200g cada)

Espargos: 1 cacho,

limpo c cortado ao mcio

Limão: 2, um para suco

e uma fatiada para decorar

Azeite extra

virgem: 4 colheres de sopa

Sal e pimenta a gosto

Preparação:

Pré-aqueça a grelha em fogo médio-alto. Pincele os filés de peixe-espada com azeite, sumo de limão, sal e pimenta. Grelhe o peixe-espada por cerca de 4/6 minutos de cada lado ou até que esteja cozido e levemente dourado. Enquanto o peixe-espada cozinha, grelhe os aspargos com um pouco de azeite, sal e pimenta até ficarem macios e ligeiramente carbonizados, cerca de 6 a 8 minutos. Faça o molho de limão misturando o restante sumo de limão com um pouco de azeite, sal e pimenta, a seu gosto. Depois de pronto, sirva o espadarte grelhado com espargos e molho de limão. Você pode decorar com rodelas de limão e salsa fresca, se desejar.

PORCO ASSADO COM ALCACHOFRAS E BATATAS DOCES

Tempo de preparo: 20 minutos

Tempo de cozimento: 1 hora e 30 minutos

Doses para 4 pessoas

Ingredientes:

Porco assado: 1kg

Alcachofras: 4, limpas e cortadas em gomos

Batata doce: 3 médias,

descascado e cortado em pedaços

Alho: 4 dentes finamente picados

Alecrim fresco: 2 raminhos

Caldo de galinha: 1 xícara

Azeite virgem extra: 4 colheres de sopa

Sal e pimenta a gosto

Preparação:

Pré-aqueça o forno a 180°C. Faça cortes rasos na superfície do porco assado e coloque os dentes de alho e os raminhos de alecrim. Pincele o porco assado com azeite e tempere com sal e pimenta. Coloque o porco assado num tabuleiro e disponha os gomos de alcachofra e a batata-doce à sua volta. Despeje o caldo de galinha na assadeira. Cubra a assadeira com papel alumínio e leve ao forno por cerca de 1 hora. Retire o papel alumínio e cozinhe por mais 30 minutos ou até que a carne de porco esteja dourada e cozida. Feito isso, deixe o porco assado descansar por alguns minutos antes de fatiar. Sirva o porco assado com as alcachofras e a batata doce como acompanhamento.

CARNE FATIADA COM RÚCULA E TOMATES

Tempo de preparo: 15 minutos

Tempos de cozimento: 10/15 minutos

Doses para 4 pessoas

Ingredientes:

Carne bovina (por corte):

4 peças, cerca de 200g cada

Rucola: 100g

Tomate cereja:

200g, cortado ao meio

50g de parmesão ralado

Azeite extra

virgem: 4 colheres de sopa

Suco de limão: a partir de 1 limão

Sal e pimenta a gosto

Preparação:

Pré-aqueça a grelha ou frigideira antiaderente em fogo médio-alto. Tempere os pedaços de carne com sal, pimenta e um fio de azeite. Grelhe os pedaços de carne por cerca de 3/5 minutos de cada lado, dependendo da espessura e do grau de cozimento desejado. Enquanto a carne cozinha, em uma tigela grande, misture a rúcula com os tomates cereja cortados ao meio. Tempere a rúcula e o tomate cereja com azeite, sumo de limão, sal e pimenta. Depois que a carne estiver cozida, deixe descansar alguns minutos antes de cortá-la. Corte a carne em fatias e arrume-as sobre uma cama de rúcula e tomate cereja. Complete com uma generosa pitada de parmesão ralado. Sirva a carne fatiada com rúcula e tomate cereja quente, acompanhada de pão crocante se desejar.

ROBALO EM PAPEL COM ESPARGOS E AZEITONAS

Tempo de preparo: 15 minutos

Tempos de cozimento: 20/25 minutos

Doses para 4 pessoas

Ingredientes:

Robalo inteiro: 2 (cerca de 500g

cada), limpo e dimensionado

Espargos: 1 cacho limpo e cortado em
pedaços

Azeitonas pretas: 1/2 xícara, sem caroço

Tomates cereja: 200g, cortados ao meio

Alho: 4 dentes finamente picados

Salsa fresca: 2

colheres, finamente picadas

Vinho branco seco: 1/4 xícara

Azeite virgem extra: 4 colheres de sopa

Sal e pimenta a gosto

Preparação:

Pré-aqueça o forno a 200°C. Corte duas folhas grandes de papel manteiga e coloque um robalo em cada uma. Recheie o interior de cada robalo com espargos, azeitonas, tomate cereja, alho e salsa. Tempere o interior e o exterior do robalo com sal, pimenta, um fio de azeite e um pouco de vinho branco. Feche os pacotes, selando-os bem. Coloque os embrulhos num tabuleiro e leve ao forno pré-aquecido durante cerca de 20/25 minutos, ou até o robalo estar cozinhado e os legumes macios. Depois de pronto, abra delicadamente o papel alumínio e sirva o robalo cozido em papel alumínio com aspargos e azeitonas diretamente sobre papel manteiga.

PEITO DE PERU COM ALCACHOFRAS E TOMATE SECO

Tempo de preparo: 15 minutos

Tempos de cozimento: 25/30 minutos

Doses para 4 pessoas

Ingredientes:

Peito de peru: 4 fatias finas

Alcachofras: 4 corações de

alcachofra cortada em rodelas

Tomates secos: 1/2 xícara,

corte em tiras finas

Caldo de galinha: 1 xícara

Alho: 2 dentes finamente picados

Tomilho fresco: 1 colher de sopa finamente
picada

Azeite virgem extra: 4 colheres de sopa

Sal e pimenta a gosto

Preparação:

Pré-aqueça o forno a 180°C. Numa panela, aqueça um pouco de azeite e adicione o alho picado. Adicione os corações de alcachofra e os tomates secos e refogue por alguns minutos. Adicione o caldo de galinha e cozinhe em fogo médio por cerca de 5/7 minutos, até as alcachofras ficarem macias. Entretanto tempere as fatias de peito de peru com sal, pimenta e tomilho fresco. Coloque as fatias de peito de peru em uma assadeira levemente untada. Distribua as alcachofras, os tomates secos e o caldo do cozimento uniformemente sobre o peito de peru. Cubra a assadeira com papel alumínio e leve ao forno por cerca de 20 a 25 minutos ou até que o peru esteja cozido e macio. Sirva o peito de peru quente com alcachofras e tomates secos, acompanhado de acompanhamentos de sua preferência.

PEIXE COZIDO A VAPOR COM LEGUMES CRISPADOS

Tempo de preparo: 20 minutos

Tempos de cozimento: 15 minutos

Doses para 4 pessoas

Ingredientes:

Filetes de peixe à sua escolha: 4 peças

(salmão, robalo, linguado, etc.)

Espargos: 1 cacho, limpo e cortado em pedaços

Cenouras: 2 médias, descascadas

e corte em palitos finos

Abobrinhas: 2 médias, cortadas em palitos finos

Aipo: 2 talos cortados em palitos finos

Molho de soja: 2 colheres de sopa

Gengibre fresco: 1 colher de sopa ralada

Suco de limão: a partir de 1 limão

Óleo de gergelim: 1 colher de sopa

Sal e pimenta a gosto

Preparação:

Em uma panela a vapor, leve a água para ferver. Tempere os filés de peixe com sal, pimenta, sumo de limão e gengibre ralado. Coloque os filés de peixe e os legumes preparados na bandeja para cozinhar a vapor. Coloque a bandeja no vaporizador e cubra com a tampa. Cozinhe no vapor por cerca de 10/12 minutos, ou até que o peixe esteja cozido e os legumes estejam macios, mas crocantes. Enquanto isso, prepare o molho misturando o molho de soja e o óleo de gergelim. Depois de pronto, sirva o peixe cozido no vapor com os legumes crocantes, acompanhado de molho de soja e óleo de gergelim.

CARNE ALLA PIZZAIOLA COM ASPARGOS E PIMENTÕES

Tempo de preparo: 15 minutos

Tempos de cozimento: 25/30 minutos

Doses para 4 pessoas

Ingredientes:

Fatias de vitela:

4 peças, cerca de 150g cada

Tomates pelados: 400g, esmagados

Pimentõcs: 2 grandes, cortados em tiras

Espargos: 200g, limpos e cortados em pedaços

Cebola: 1 grande, fatiada

Alho: 3 dentes finamente picados

Orégano seco: 1 colher de chá

Azeite virgem extra: 4 colheres de sopa

Sal e pimenta a gosto

Preparação:

Pré-aqueça o forno a 180°C. Numa frigideira grande aqueça o azeite e frite o alho e a cebola até dourar. Adicione os pimentões e os aspargos e cozinhe por cerca de 5 minutos. Adicione o tomate pelado esmagado, o orégano, o sal e a pimenta. Misture bem e deixe cozinhar em fogo médio-baixo por mais 10 minutos. Entretanto tempere as fatias de carne com sal e pimenta. Coloque as fatias de carne em uma assadeira levemente untada. Regue com o molho de tomate com pimentão e aspargos. Cubra a panela com papel alumínio e leve ao forno por cerca de 20 a 25 minutos ou até que a carne esteja cozida e macia. Depois de pronta, sirva a pizzaiola de carne com aspargos e pimentões bem quentes, acompanhada de acompanhamentos de sua preferência.

FATIA DE ATUM COM ESPARGOS E MOLHO CÍTRICO

Tempo de preparo: 15 minutos

Tempos de cozimento: 10/12 minutos

Doses para 4 pessoas

Ingredientes:

Bifes de atum fresco: 4 peças,

aproximadamente 150g cada

Espargos: 1 cacho limpo e cortado em pedaços

Raspas de limão raladas: a partir de 1 limão

Suco de laranja: a partir de 2 laranjas

Suco de limão: a partir de 1 limão

Gengibre fresco: 1 colher de chá ralado

Alho: 2 dentes finamente picados

Azeite virgem extra: 4 colheres de sopa

Sal e pimenta a gosto

Preparação:

Numa tigela, misture o suco de laranja, o suco de limão, as raspas de limão ralada, o gengibre ralado, o alho picado, o sal e a pimenta. Coloque os bifes de atum na marinada e deixe marinar no frigorífico durante pelo menos 30 minutos. Numa frigideira antiaderente aqueça o azeite e junte os espargos. Cozinhe por cerca de 5 minutos até ficar macio, mas crocante. Adicione os bifes de atum marinados e cozinhe por cerca de 2/3 minutos de cada lado, ou até que o atum esteja cozido, mas ainda rosado por dentro. Depois de cozido, sirva o bife de atum com espargos e molho cítrico picante, acompanhado de arroz ou batata a gosto.

CURRY DE FRANGO COM ESPARGOS E PIMENTÕES

Tempo de preparo: 15 minutos

Tempos de cozimento: 25/30 minutos

Doses para 4 pessoas

Ingredientes:

Peito de frango: 4 filés, aproximadamente

150g cada cortado em cubos

Espargos: 150 g limpos e cortados em pedaços

Pimentões: 2 grandes, cortados em tiras

Cebola: 1 grande, fatiada

Alho: 3 dentes finamente picados

Cúrcuma em pó: 1 colher de chá

Caril em pó: 2 colheres de chá

Leite de coco: 1 lata (400 ml)

Caldo de galinha: 1 xícara

Azeite virgem extra: 4 colheres de sopa

Sal e pimenta a gosto

Preparação:

Aqueça o azeite em uma frigideira grande em fogo médio. Adicione o alho e a cebola e refogue até dourar. Adicione os pimentões e os aspargos e cozinhe por cerca de 5 minutos. Adicione os cubos de frango e cozinhe até dourar. Adicione o açafrão e o curry em pó, misture bem para distribuir os temperos por igual. Despeje o caldo de galinha e o leite de coco na panela. Deixe ferver, reduza o fogo e cozinhe por cerca de 15 a 20 minutos ou até que o frango esteja cozido e os legumes macios. Ajuste o sal e a pimenta a gosto. Sirva o caril de frango com espargos e pimentos bem quentes, acompanhado de arroz basmati.

TRUTA ASSADA COM ALCACHOFRAS E ALCAPARRAS

Tempo de preparo: 15 minutos

Tempos de cozimento: 20/25 minutos

Doses para 4 pessoas

Ingredientes:

Truta inteira: 4, limpa e escamada

Alcachofras: 4 corações de

alcachofra cortada em rodelas

Alcaparras: 4 colheres de sopa, enxaguadas

Limão: 1, cortado em fatias finas

Salsinha:

4 colheres de sopa, picadas finamente

Alho: 4 dentes finamente picados

Vinho branco seco: 1/2 xícara

Azeite virgem extra: 4 colheres de sopa

Sal e pimenta a gosto

Preparação:

Pré-aqueça o forno a 200°C. Faça cortes nas laterais da truta e coloque rodelas de limão e alcaparras nos cortes. Numa tigela, misture o alho picado, a salsa fresca, o sal e a pimenta. Recheie a truta com esta mistura de alho e salsa. Disponha os corações de alcachofra em volta da truta na assadeira. Despeje o vinho branco seco sobre o peixe e as alcachofras. Polvilhe tudo com um fio de azeite virgem extra. Asse por cerca de 20/25 minutos ou até que o peixe esteja cozido e os legumes macios. Depois de pronta, sirva quente a truta assada com alcachofras e alcaparras, acompanhada de acompanhamentos à sua escolha.

OMELETE DE ESPARGOS E BACON

Tempo de preparo: 10 minutos

Tempos de cozimento: 15 minutos

Doses para 4 pessoas

Ingredientes:

Ovos: 8

Espargos: 150 g limpos

e corte em pedaços

Bacon: 100g, cortado em cubos

Queijo ralado (parmesão

ou Pecorino): 1/2 xícara

Cebola: 1 picada

Salsinha:

2 colheres de sopa, picadas finamente

Azeite virgem extra: 2 colheres de sopa

Sal e pimenta a gosto

Preparação:

Numa frigideira antiaderente, aqueça o azeite e junte o bacon e a cebola. Refogue até o bacon ficar crocante e a cebola translúcida. Adicione os aspargos e cozinhe por cerca de 5/7 minutos, até ficarem macios. Numa tigela, bata os ovos com o queijo ralado, a salsa fresca, o sal e a pimenta. Despeje a mistura de ovos sobre os aspargos e o bacon na frigideira. Cozinhe em fogo médio-baixo por cerca de 10 minutos ou até que os ovos estejam completamente firmes. Quando a omelete estiver pronta, coloque em um prato de servir e sirva quente ou em temperatura ambiente. Corte em fatias e sirva.

CARNE FATIADA COM ALCACHOFRAS E MOLHO DE VINAGRE BALSÂMICO

Tempo de preparo: 15 minutos

Tempos de cozimento: 15 minutos

Doses para 4 pessoas

Ingredientes:

Fatias de carne (fatiadas, lombo):

4 peças, cerca de 150g cada

Alcachofras: 4 corações de alcachofra cortados em fatias

Vinagre balsâmico: 4 colheres de sopa

Caldo de carne: 1/2 xícara

Alho: 2 dentes finamente picados

Alecrim fresco: 2

raminhos, finamente picados

Azeite virgem extra: 4 colheres de sopa

Sal e pimenta a gosto

Preparação:

Aqueça o azeite numa frigideira antiaderente. Adicione o alho picado e doure levemente. Adicione as fatias de carne e cozinhe por aproximadamente 3/4 minutos de cada lado ou até atingir o grau de cozimento desejado. Sal e pimenta a gosto. Retire as fatias de carne da frigideira e reserve. Na mesma panela, adicione os corações de alcachofra e refogue por cerca de 5 minutos, até ficarem macios. Adicione o caldo de carne e o vinagre balsâmico à panela e cozinhe por cerca de 2 a 3 minutos, até o líquido reduzir ligeiramente. Adicione o alecrim fresco e tempere com sal e pimenta a gosto. Sirva as fatias de carne com as alcachofras e o molho de vinagre balsâmico bem quentes, acompanhadas de acompanhamentos à sua escolha.

ESPETADOS DE CAMARÃO E ESPARGOS EMVOLVIDOS EM PRESUNTO

Tempo de preparo: 15 minutos

Tempos de cozimento: 8/10 minutos

Doses para 4 pessoas

Ingredientes:

Camarões frescos: 16, descascados e limpos

Espargos: 16 dicas

Fatias de presunto cru: 8, corte
ao meio para obter 16 listras

Azeite virgem extra: 2 colheres de sopa

Suco de limão: 2 colheres de sopa

Sal e pimenta a gosto

Preparação:

Pré-aqueça a grelha do forno ou churrasqueira. Enrole cada ponta de aspargo com uma tira de presunto. Passe 4 pontas de espargos enrolados em presunto e 4 camarões em cada espeto, alternando-os. Coloque os espetos em uma assadeira forrada com papel manteiga. Tempere os espetos com azeite, sumo de limão, sal e pimenta. Cozinhe os espetos na grelha do forno ou na churrasqueira durante cerca de 8/10 minutos, virando-os a meio da cozedura, até os camarões ficarem rosados e os espargos macios. Depois de cozidos, sirva os espetos de camarão e espargos quentes, acompanhados de um molho à sua escolha ou acompanhamentos frescos.

ROBALO COM CROSTA DE SAL COM ALCACHOFRAS E GENGIBRE

Tempo de preparo: 20 minutos

Tempos de cozimento: 30/35 minutos

Doses para 4 pessoas

Ingredientes:

2 robalos inteiros, limpos

Sal grosso: 2 kg

Alcachofras: 4 corações de alcachofra cortados em quartos

Gengibre fresco: 2 colheres de sopa, ralado

Limão: 1, cortado em fatias finas

Salsa fresca: 4 colheres de sopa, picada finamente

Alho: 4 dentes finamente picados

Azeite virgem extra: 4 colheres de sopa

Sal e pimenta a gosto

Preparação:

Pré-aqueça o forno a 200°C. Em uma tigela, misture o sal grosso com a água até obter uma consistência arenosa. Recheie a barriga do robalo com rodelas de limão, gengibre ralado, alho picado e salsa. Coloque metade da mistura de sal em uma assadeira e coloque o robalo por cima. Cubra o robalo com o restante do sal, pressionando levemente para formar uma crosta uniforme. Leve ao forno por cerca de 30/35 minutos ou até que a crosta de sal fique dura e dourada. Entretanto, numa frigideira, aqueça o azeite e refogue os quartos de alcachofra com o gengibre ralado e o alho picado durante cerca de 10/15 minutos, ou até ficarem macios e dourados. Sirva o robalo em crosta quente de sal, acompanhado das alcachofras e temperado com azeite virgem extra e salsa fresca.

COSTELETAS DE VITELA COM ESPARGOS E LIMÃO

Tempo de preparo: 15 minutos

Tempos de cozimento: 15/20 minutos

Doses para 4 pessoas

Ingredientes:

Costeletas de vitela: 4 peças

aproximadamente 200g cada

Espargos: 1 cacho,

limpo e cortado em pedaços

Limão: 1, cortado em fatias finas

Farinha: a gosto

Ovos: 2, batidos

Pão ralado: a gosto

Manteiga: 4 colheres de sopa

Azeite virgem extra: 2 colheres de sopa

Sal e pimenta a gosto

Preparação:

Prepare três pratos: um com a farinha, outro
com os ovos batidos e outro com o pão
ralado. Passe as costeletas de vitela primeiro
na farinha, depois nos ovos batidos e por
último na farinha de rosca, cobrindo-as
uniformemente. Aqueça a manteiga e o
azeite numa frigideira antiaderente em fogo
médio-alto. Adicione as costeletas à milanesa
e cozinhe por cerca de 5/7 minutos de cada
lado ou até dourar e ficar uniformemente
cozido. Durante os últimos 2 minutos de
cozimento, coloque os aspargos e as rodelas
de limão na frigideira ao redor das costeletas
e cozinhe até que os aspargos estejam macios
e o limão levemente caramelizado. Ajuste o
sal e a pimenta a gosto. Depois de prontos,
sirva as costeletas de vitela com espargos
quentes e limão, acompanhadas de
acompanhamentos à sua escolha.

PERCA COM ALCACHOFRAS E AZEITONAS PRETAS

Tempo de preparo: 15 minutos

Tempos de cozimento: 20/25 minutos

Doses para 4 pessoas

Ingredientes:

Filetes de perca: 4 peças

aproximadamente 150g cada

Alcachofras: 4 corações de alcachofra cortados em fatias

Azeitonas pretas: 1/2 xícara, sem caroço

Tomates pelados: 400g, cortados em cubos

Alho: 3 dentes finamente picados

Vinho branco seco: 1 copo

Salsinha:

4 colheres de sopa, picadas finamente

Azeite virgem extra: 4 colheres de sopa

Sal e pimenta a gosto

Preparação:

Pré-aqueça o forno a 180°C. Numa panela, aqueça o azeite e acrescente o alho picado. Marrom levemente. Adicione as alcachofras e cozinhe por cerca de 5 minutos, até dourar levemente. Adicione as azeitonas pretas e os tomates pelados. Misture bem. Adicione o vinho branco seco e cozinhe por mais 5 minutos. Disponha os filés de perca numa assadeira e polvilhe-os com a mistura de alcachofra, azeitona e tomate. Asse no forno pré-aquecido por cerca de 15 a 20 minutos ou até que o peixe esteja cozido e lasque facilmente com um garfo. Antes de servir polvilhe a perca com salsa fresca picada. Sirva a perca com alcachofras e azeitonas pretas quentes, acompanhadas de acompanhamentos à sua escolha.

271

SALADA DE VEGETAIS GRELHADOS COM FETA E VINAGRETE DE LIMÃO

Tempo de preparo: 20 minutos

Tempos de cozimento: 15 minutos

Doses para: 4 pessoas

Ingredientes:

2 abobrinhas médias cortadas em rodelas

1 pimentão vermelho cortado em fatias

1 cebola roxa fatiada

150g de queijo feta esfarelado

Para o vinagrete:

2 colheres de sopa de azeite

1 colher de sopa de suco de limão

1 colher de chá de mel

Sal e pimenta a gosto

Preparação

Pré-aqueça a grelha em fogo médio. Cubra levemente os legumes com azeite. Grelhe os vegetais por 3-4 minutos de cada lado ou até ficarem macios e levemente carbonizados. Transfira os legumes grelhados para uma tigela. Em uma tigela pequena, misture o azeite, o suco de limão, o mel, o sal e a pimenta. Despeje o vinagrete sobre os legumes e decore com o queijo feta. Para um sabor mais defumado, você pode grelhar vegetais em uma churrasqueira a carvão ou a gás.

COUVES DE BRUXELAS ASSADA COM MEL E SRIRACHA

Tempo de preparo: 10 minutos

Tempos de cozimento: 25 minutos

Doses para: 4 pessoas

Ingredientes:

500 g de couve de Bruxelas,

cortar ao meio

2 colheres de sopa de azeite

1 colher de sopa de mel

1 colher de sopa de sriracha

Sal e pimenta a gosto

Preparação

Pré-aqueça o forno a 200°C. Em uma tigela grande, misture as couves de Bruxelas com o azeite, o mel, a sriracha, o sal e a pimenta. Espalhe as couves de Bruxelas num tabuleiro forrado com papel manteiga. Asse por 20-25 minutos ou até que as couves de Bruxelas estejam macias e douradas. Se não tiver sriracha, pode substituí-lo por outro tipo de molho picante. As couves de Bruxelas assadas podem ser servidas quentes ou frias.

CENOURAS ASSADAS COM TOMILHO E PARMESÃO

Tempo de preparo: 15 minutos

Tempos de cozimento: 30 minutos

Doses para: 4 pessoas

Ingredientes:

500 g de cenouras descascadas

e corte em pedaços

2 colheres de sopa de azeite

1 colher de chá de tomilho fresco

Sal e pimenta a gosto

2 colheres de sopa de parmesão ralado

Preparação

Pré-aqueça o forno a 200°C. Numa tigela grande, misture as cenouras com o azeite, o tomilho, o sal e a pimenta. Espalhe as cenouras em uma assadeira forrada com papel manteiga. Asse por 20-25 minutos ou até que as cenouras estejam macias e douradas. Polvilhe com parmesão ralado antes de servir. Dicas: Para dar mais sabor, você pode adicionar uma pitada de alho em pó ou cebola em pó às cenouras antes de colocá-las no forno. Se você gosta de queijo, também pode adicionar um pouco de pecorino romano ralado ao parmesão. Cenouras assadas são um ótimo acompanhamento para frango, peixe ou porco.

FEIJÕAO VERDE SALGADOS COM ALHO E LIMÃO

Tempo de preparo: 10 minutos

Tempos de cozimento: 10 minutos

Doses para: 4 pessoas

Ingredientes:

450 g de feijão verde, cortado

2 colheres de sopa de azeite

2 dentes de alho picados

1 colher de sopa de suco de limão

Sal e pimenta a gosto

Preparação

Aqueça o azeite em uma frigideira grande em fogo médio-alto. Adicione o alho e cozinhe por 30 segundos ou até ficar perfumado. Adicione o feijão verde e cozinhe por 5-7 minutos ou até ficar macio. Adicione o suco de limão e cozinhe por mais um minuto. Sal e pimenta a gosto. Dicas: Para um sabor mais picante, você pode adicionar uma pitada de pimenta em pó ao feijão verde. Se você gosta de limão, pode adicionar um pouco de raspas de limão raladas ao feijão verde antes de servir. O feijão verde salteado é um ótimo acompanhamento para bife ou salmão.

SALADA DE QUINOA COM LEGUMES E FETA

Tempo de preparo: 20 minutos

Tempos de cozimento: 15 minutos

(para a quinoa) +

tempo de cozimento para legumes

Doses para: 4 pessoas

Ingredientes:

100g de quinoa

200 g de queijo feta

200 g de mistura de vegetais (por exemplo, tomates, pepinos, pimentões, cebolas)

Para o tempero:

3 colheres de sopa de azeite

1 colher de sopa de suco de limão

1 colher de chá de orégano seco

Sal e pimenta a gosto

Preparação

Cozinhe a quinoa conforme as instruções da embalagem. Enquanto isso, corte os legumes em pedaços pequenos. Em uma tigela grande, misture a quinoa cozida, os legumes e o queijo feta. Para o molho, misture o azeite, o suco de limão, o orégano, o sal e a pimenta. Despeje o molho sobre a salada e misture bem. Dicas: Você pode adicionar outros vegetais à salada conforme desejar. Se não tiver queijo feta, pode substituí-lo por outro tipo de queijo esfarelado. A salada de quinoa é um ótimo prato para levar para um piquenique ou almoço no trabalho.

VEGETAIS COZIDOS NO VAPOR COM MOLHO DE TAHINI

Tempo de preparo: 15 minutos

Tempos de cozimento: 10-15 minutos

Doses para: 4 pessoas

Ingredientes:

500 g de vegetais mistos

(brócolis, couve-flor, cenoura, feijão verde)

Para o molho de tahine:

1/2 xícara de tahine

1/4 xícara de suco de limão

1/4 xícara de água

2 dentes de alho picados

1 colher de sopa de azeite

Sal e pimenta a gosto

Preparação

Cozinhe os legumes no vapor até ficarem macios. Enquanto isso, prepare o molho de tahine. No liquidificador, bata o tahine, o suco de limão, a água, o alho, o azeite, o sal e a pimenta até ficar homogêneo. Sirva os legumes cozidos no vapor com o molho de tahine ao lado. Dicas: Você pode usar qualquer tipo de vegetal que desejar nesta receita. Se o molho de tahine estiver muito grosso, você pode adicionar um pouco mais de água até atingir a consistência desejada. Legumes Cozidos no Vapor com Molho Tahini são um acompanhamento saudável e saboroso, perfeito para qualquer refeição.

FUNCHO ASSADO COM LARANJAS E AZEITONAS

Tempo de preparo: 15 minutos

Tempos de cozimento: 30 minutos

Doses para: 4 pessoas

Ingredientes:

3 erva-doce média, cortada em fatias

1 laranja cortada em rodelas

1/2 xícara de azeitonas pretas sem caroço

2 colheres de sopa de azeite

1 colher de sopa de suco de limão

1 colher de chá de orégano seco

Sal e pimenta a gosto

Preparação

Pré-aqueça o forno a 200°C. Em uma tigela grande, misture a erva-doce, a laranja, a azeitona, o azeite, o suco de limão, o orégano, o sal e a pimenta. Espalhe a mistura em uma assadeira forrada com papel manteiga. Asse por 20-25 minutos ou até que a erva-doce esteja macia e levemente dourada. Dicas: Você pode adicionar outros ingredientes a esta receita, como cebola, pimentão ou tomate. Se preferir um sabor mais forte, pode marinar a erva-doce em azeite, suco de limão, ervas e temperos por 30 minutos antes de cozinhar. Funcho assado com laranja e azeitona é um ótimo acompanhamento para frango, peixe ou porco.

BERINGELAS GRELHADAS COM TOMATE E MUSSARELA

Tempo de preparo: 20 minutos

Tempos de cozimento: 20 minutos

Doses para: 4 pessoas

Ingredientes:

2 beringjelas médias, cortadas em rodelas

2 tomates cortados em rodelas

1 mussarela cortada em fatias

2 colheres de sopa de azeite

1 colher de sopa de manjericão fresco picado

Sal e pimenta a gosto

Preparação

Aqueça uma grelha em fogo médio-alto.
Pincele as beringelas com azeite e grelhe
durante 5-7 minutos de cada lado, ou até
ficarem macias e com marcas de grelha.
Disponha as beringelas grelhadas num prato
de servir. Adicione o tomate, a mussarela e o
manjericão. Regue com o restante azeite, sal
e pimenta a gosto. Dicas: Você pode
adicionar outros ingredientes a esta receita,
como cebola grelhada, pimentão ou
cogumelos. Se você gosta de queijo, pode
adicionar um pouco de parmesão ralado à
mussarela. Beringelas grelhadas com tomate
e mussarela são um ótimo aperitivo ou
acompanhamento.

ESPINAFRE SALGADO COM ALHO E PIMENTAO

Tempo de preparo: 10 minutos

Tempos de cozimento: 5 minutos

Doses para: 4 pessoas

Ingredientes:

450 g de espinafre fresco

2 colheres de sopa de azeite

2 dentes de alho picados

1/2 pimenta vermelha,

picado (opcional)

Sal e pimenta a gosto

Preparação

Lave o espinafre com cuidado e escorra bem.
Aqueça o azeite em uma frigideira grande
em fogo médio. Adicione o alho e a pimenta
malagueta (se for usar) e cozinhe por 30
segundos ou até ficar perfumado. Adicione o
espinafre e cozinhe por 2-3 minutos ou até
murchar. Sal e pimenta a gosto. Dicas: Você
pode adicionar outros ingredientes a esta
receita, como cebola, tomate ou cogumelos.
Se você gosta de um sabor mais picante, pode
adicionar mais pimenta vermelha amassada.
Espinafre salteado com alho e pimenta é um
ótimo acompanhamento para frango, peixe
ou tofu.

COGUMELOS RECHEADOS

Tempo de preparo: 20 minutos

Tempos de cozimento: 25 minutos

Doses para: 4 pessoas

Ingredientes:

400 g de cogumelos grandes

1/2 cebola picada

1 dente de alho picado

100 g de pão ralado

50g de manteiga

2 colheres de sopa de salsa

fresco picado

Sal e pimenta a gosto

Preparação

Pré-aqueça o forno a 180°C. Lave os cogumelos e retire os talos. Em uma frigideira grande, derreta a manteiga em fogo médio. Adicione a cebola e o alho e cozinhe por 5 minutos ou até ficar macio. Adicione o pão ralado, a salsa, o sal e a pimenta e cozinhe por mais um minuto. Recheie os cogumelos com a mistura de pão ralado. Disponha os cogumelos recheados num tabuleiro forrado com papel manteiga. Asse por 20-25 minutos ou até que os cogumelos estejam macios e dourados. Dicas: Você pode adicionar outros ingredientes ao recheio, como queijo ralado, cubos de presunto cozido ou legumes picados. Se preferir mais sabor, pode pincelar os cogumelos com um pouco de azeite antes de cozinhá-los. Cogumelos recheados são um ótimo acompanhamento.

CONCLUSÃO

Obrigado por se juntar a nós em sua jornada pela "Dieta Super Metabolismo 2025". Espero que este livro tenha inspirado e guiado você para uma vida mais saudável e vital. Agora que você adquiriu conhecimentos valiosos sobre como funciona o seu metabolismo e estratégias para otimizá-lo, convido você a colocar em prática o que aprendeu. Deixe seu sucesso se tornar uma inspiração para outras pessoas. Peço gentilmente que você compartilhe sua experiência deixando um comentário. Muito obrigado a todos os leitores pelo apoio e comprometimento na busca do bem-estar. Obrigado por embarcarem comigo nesta jornada pelas páginas da "Dieta do Super Metabolismo 2025". Durante nossa jornada, exploramos as profundezas do metabolismo, descobrir os seus segredos e aprender como podemos aproveitar o seu potencial para melhorar a nossa saúde e bem-estar geral. Agora, ao chegarmos à conclusão deste livro, quero expressar minha gratidão a você, caro leitor. Obrigado por dedicar seu tempo e atenção a estas páginas, por demonstrar sincero interesse em compreender e melhorar sua saúde. Espero que as informações e estratégias compartilhadas aqui tenham inspirado e motivado você para uma mudança positiva em sua vida. Quer você tenha iniciado esta jornada para perder peso, aumentar a energia ou melhorar sua saúde geral, espero que tenha encontrado o que procura e esteja pronto para colocar em prática o que aprendeu. Peço gentilmente que você reserve um momento para compartilhar sua experiência ao ler este livro, deixando uma crítica honesta. Suas palavras podem ajudar outros leitores a descobrir e beneficiar deste livro e por isso serei eternamente grato. Por fim, gostaria de agradecer a todos os leitores que tornaram possível a criação deste livro. Seu apoio e compromisso em buscar saúde e bem-estar são uma fonte constante de inspiração. Que você continue sua jornada para uma vida mais saudável e feliz com confiança e determinação. Que você encontre alegria, satisfação e sucesso em cada etapa do caminho. Obrigado mais uma vez por me acompanhar nesta jornada. Que o seu caminho seja iluminado pela luz da saúde e da felicidade contínuas. Com infinita gratidão,

[KLARLOCK]

www.ingramcontent.com/pod-product-compliance
Lightning Source LLC
Chambersburg PA
CBHW061030250726
48653CB00001B/37